한방의 과학

한방약이 잘 듣는 이유

호소야 에이키치 지음
김은하 옮김

漢方の科學
漢方薬が効くほんとうの理由
B-931 ⓒ 細谷英吉
1992

이 한국어판은 일본국·주식회사 고단샤와 계약에 의해
전파과학사가 한국어판의 번역·출판권을 독점하고 있습니다.

【지은이 소개】

호소야 에이키치 細谷英吉

1910년 마에바시(前橋)시 태생. 1935년 게이오의숙대학 의학부 졸업. 약리학교실에 들어가 강사, 조교수를 거쳐 1962년 교수. 1973년 게이오의숙대학 대학원 의학연구과 과장. 1976년 정년퇴직. 가네보 약품 입사, 전무이사, 1980년 퇴사. 쓰무라준텐도 입사, 약리연구소 소장, 이사, 상무이사를 역임하고 현재 (주)쓰무라 상담역. 그 동안 미시간대학 약리학교실 유학(2년). 일본약리학회 회장, 국제약리학연합(IUPHAR) 이사, 부회장, WHO전문위원(약물의존) 등 역임.

현재 일본약리학회, 일본동양의학회, 일본정신신경약리학회, 일본 알코올학회 각 명예회원.

【옮긴이 소개】

김은하 金恩瑕

1958년 부산에서 출생.
1983년 경희대학교 한의과대학 졸업.
1984~85년 2년간 일본 이와테(岩手) 의과대학 약리학교실에서 전공생으로 유학.
1986년 1월부터 현재에 이르기까지 경산대학교 한의학부 생리학교실에 재직중임.
1994년 2월 경희대학교 대학원에서 박사학위 취득.
현재 한방생리학회, 생물공학회, 현곡학회 회원.

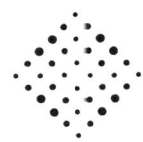

차례

머리말에 대신하여 ………………………………… 5
제 1 장 한방약이란 무엇인가 ……………………… 11
제 2 장 한방약과 서양약의 차이 …………………… 23
제 3 장 한방약은 모두 입으로 복용한다 …………… 35
제 4 장 한방약의 원료 ……………………………… 43
제 5 장 한방약의 수치와 보존 ……………………… 55
제 6 장 한방약을 달이는 방법 ……………………… 65
제 7 장 한방약을 복용하는 방법—복용시의 유의점 …… 77
제 8 장 한방의 진단과 치료 ………………………… 87
제 9 장 '증'에 대하여 ……………………………… 97
제10장 한방치료의 효과 …………………………… 111

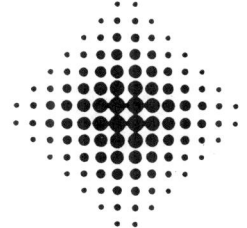

제11장 한방약의 부작용 ………………………………… 121
제12장 한방약의 대사 …………………………………… 131
제13장 한방약의 약리 …………………………………… 145
제14장 내분비와 한방약 ………………………………… 153
제15장 한방약과 면역 …………………………………… 163
제16장 암과 한방약 ……………………………………… 177
제17장 한방약의 병용과 전방 ………………………… 187
제18장 노화와 한방약 …………………………………… 197
제19장 민간약에 대해서 시행한 작은 실험 ………… 209
맺는 말 ……………………………………………………… 217
찾아보기 …………………………………………………… 225

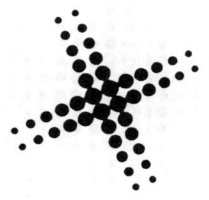

머리말에 대신하여

한방약을 최신 과학의 입장에서 고찰한다

이 책은 한방약 전반에 걸쳐서 알기 쉽게, 그리고 과학적으로 정확성을 기하여 사견(私見)을 정리한 것이다. 말하자면 한방약에 대해서 의학적인 상식을 갖도록 전혀 새로운 방향에서 적어 내려간 것이다.

따라서 이러저러한 질환(疾患)에는 어떤 한방약을 복용하면 좋은가 라는 통상의 한방서(書)가 주로 취급하고 있는 것에 대해서 거의 언급하지 않는다. 실제의 여러 가지 질환에 대해서 ○○탕과 △△탕 어느것이 좋은가 등에 대해서는 그러한 것이 많이 나와 있는 다른 종류의 책에서 조사하기 바란다.

이 책은 오히려 그러한 책을 읽기 전 단계에 한방약이란 무엇인가, 그것은 왜 효과가 있는가, 부작용은 어떤가 등의 근본적인 의문에 대해서 현시점에서 최신의 과학적 설명을 적은 것으로서 한방약을 사용하기 전보다는 평상시에 읽어두는 것이 바람직한 책이라고 생각한다.

그러므로 기업이나 임상가(臨床家)가 거창하게 어떤 한방약을 추천하고 있는 것을 보고 이것은 확실한 것 같다든가, 저것은 속지 않도록 약간 주의할 필요가 있는 것이라든가 하는 판단이 어느 정도 설 수 있게 될 것이고 또한 한번에 네 종류, 다섯 종류의 한방 처방을 내는 의사에게 의심스런 생각을 품을 수 있는 근거를 주거나 하는 일도 있을 것이다. 그렇게 된다면 필자로서는 참으로 다행이다.

한방약은 필자에게는 가까운 존재

나는 생가(生家)가 약국이고 부친은 모현(某縣)의 2대째의 약제사회 회장이었음과 동시에 한방약을 좋아하여 상당히 많은 생약을 취급하고 있었다. 그러한 연유로써 부친이 부탁을 받아서 '구로야키'(黑燒, 한약을 농축하여 시꺼멓게 만든 것) 등을 만드는 것도 보면서 자랐고 나자신이 '야겐'(藥硏, 한방의학에서 고운 가루를 만들 때 사용하는 단단한 나무·쇠·돌 따위로 만드는 기구)으로 생약을 곱게 갈은 일도 있다.

게이오(慶應)대학 의학부에 입학한 후에도 고이즈미 에이지로(小泉榮次郞) 씨를 리더로 하는 도쿄(東京) 본초(本草)좌담회라는 모임에 들어가서 대부분이 백발 노인인 틈바구니에서 본초학(本草學) 공부에 다소 정력을 쏟았다. 또한 의학부 3학년 때(1933년) 기무라 히로아키(木村博昭) 씨에 의한 『상한론』[傷寒論, 지금으로부터 약 1800년 전에 장중경(張仲景)에 의해서 저술된 중국의 고전(古典)으로서 금궤요략(金匱要略)과 함께 한방의학의 바이블(bible) 같은 존재이다]의 일본어 완역본(完譯本)이 발행된 것을 계기로 당시 게이오병원의 정형외과 조수였던 고(故) 다쓰노 가즈오(龍野一雄) 씨를 리더로 하여 동호인이 모여 『상한론』의 윤강회(輪講會)를 시작하기도 하였다.

의학부 졸업 후에는 그대로 모교의 약리학 교실에 남아 결국 42년간 서양의학적인 약리학을 전공하면서 지냈기 때문에 한방과는 인연이 없었고 전적으로 서구식 연구에 몰두하고 있었다.

그러나 1976년 교수직이 정년이 되었을 때 당시 일본의사회 회장이었던 다케미 타로(武見太郞) 선배로부터 "가네보(鐘紡)가 약품부를 만들어서 독특한 연구를 하고 싶다는데 가보지 않겠나?"라

머리말에 대신하여 7

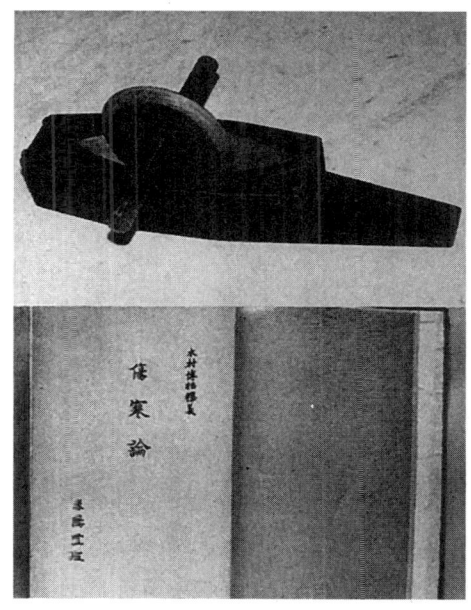

야겐(위)과 『상한론』(아래)

는 권유가 있어 거기서 다시 한방의 연구에 발을 들여 놓게 되었다. 그 4년 후 다시 다케미 씨로부터 "쓰무라(津村)가 약리연구소를 창설하겠다고 하는데 약리라면 자네의 전문이니까 보람이 있을 것이다. 어떤가?"라는 의향이 전달되었다.

그래서 원래 한방약은 좋아했고 어렸을 때부터 그 속에서 자라왔으며 약리학은 나의 생애를 걸고 해온 학문이라 전혀 위화감도 없어서 쓰무라준텐드(津村順天堂, 현재의 쓰무라)의 약리연구소 창설에 참여하기로 하였다.

중추, 신경, 순환기, 소화기, 독성 등 종전의 약리학을 중심으로 하여 거기에 생화학(효소학), 병리, 면역, 내분비, 대사 등 이제까지 한방에 관해서는 그다지 시행되고 있지 않았던 연구 부문도 설치

하여 합계 10개 부문을 갖는 광의의 약리연구소를 설립하는 것을 계획하였으므로 아마도 한방약의 기초적 연구에서는 세계의 어느 곳에도 없을 법한 연구소를 만들 수 있었다.

특히 그때까지 한방약의 연구로서는 거의 손을 대지 않고 있던 면역, 내분비 및 대사에 대한 연구는 이제까지 설명이 되지 않았던 '한방약이 효과가 있는 이유'의 상당한 미개(未開) 부분을 밝힐 수 있게 되었다. 이 책에서는 이 점을 조금 상세히 언급하여 갈 예정이다.

한방약 붐의 원인

약을 복용하는 것은 환자지만 어떠한 약을 복용하면 되는가 하는 처방을 내리는 것은 의사이다. 약을 먹어서 질병이 호전되느냐, 나쁜 결과로 끝나느냐의 책임의 대부분은 의사[또는 진료자군(群)]에게 있다. 그래서 책임감이 강하면 강할수록 의사는 효과가 나타나는 메커니즘을 모르는 약은 사용하지 않는다. 의사가 납득할 수 있게 된 후에야 비로소 약이 사용되는 것이다. 약의 작용을 납득하기 위해서 의사는 될 수 있는 대로 과학적 실험 데이터를 모으고 경우에 따라서는 하나의 한방약이 머리에도, 내장에도, 때로는 발에도 효과가 있다는 것을 이론적으로 설명할 수 있도록 하지 않으면 안된다. 이렇게 되어야 비로소 의사는 처방을 내게 된다.

최근에는 의사의 80%가 빈도의 차이는 있으나 한방약을 사용하게 되었다고 듣고 있다. 이것은 의사의 대부분이 한방약에 대해서 납득할 수 있는 설명이 어느 정도 되었다고 인식하였기 때문에 생긴 현상으로서 단지 선전, 판매 촉진을 잘한 결과는 아니다. 물론 아직도 모든 한방약에 대해서 충분히 성공하고 있는 것은 아니다. 그러나 상당수의 한방약에 대해서는 서양류(西洋流)로 치우쳐 있는 의사들에게도 이해될 수 있을 정도의 설명을 할 수 있게 되었다. 이것이 한방 '붐'이 생긴 근본적인 이유라고 나는 생각한다.

책임감이 강하고 또한 현명한 의사의 80% 가까이가 한방약을 사용하게 될 것은 기타사토(北里)연구소, 도야마(富山)의과약과대학, 긴키(近畿)대학 의학부, 기타에 부설된 각 동양의학(한약)연구소의 연구 성과를 비롯하여 많은 연구소, 개인 연구자 여러분의 대단한 노력에 의한 것이다.

한방의학의 현상황과 장래

현재 한방의학에서 중요한 것은 다음의 세 가지가 아닐는지.
1. 최적의 방제(方劑, 처방)를 사용하여 질환을 치료하는 것
2. 그 방제를 선택한 이론적 근거를 해명하는 것
3. '증'(証)의 개념을 명백히 하는 것('증'에 대해서는 뒤에 상세히 기술하는데 투약의 기준을 말한다).

사고(思考)과정으로부터 말하면 오히려 순서는 거꾸로 되지만 이상의 세 가지 방향이 한방의 가장 중요한 연구과제라고 생각한다.

그러나 현재 학회나 의학잡지 등에 발표되는 것은 그 대부분이 (1)에 속하는 것으로서 (2)에 대해서는 겉핥기 정도의 설명밖에 없는 것이 많고 (3)에 이르러서는 각양각색의 주관적 해석이 행해지고 있어 현대과학에 입각한 정의(定義)가 없다 해도 될 정도의 상태이다.

극언(極言)하는 것이 허용된다면 도야마의과약과대학의 데라자와(寺澤) 교수를 반장으로 하는 연구반의 '어혈'(瘀血, 멍)에 대한 연구 이외에는 이 10년간 그다지 큰 진전이 없었던 것같이 보인다.

이상 (1), (2), (3)이 현대과학의 진보와 병행해서 진보하면 한방의학의 앞길은 양양할 것이다. 역으로 (1), (2), (3)의 분야에서 그다지 진보가 없고 여전히 불명확한 연구밖에 시행되지 않으면 일

본의 한방의학에 장래성은 없고 오히려 일견 논리정연한 중의학 (中醫學, 현재의 중국의학) 쪽이 입문하기 쉽다고 생각하는 사람이 많아지는 것이 아닌가 염려가 된다.

천학비재(淺學非才)의 내가 그 부족함을 도저히 메울 수는 없으나 적어도 (2)와 (3)에 대해서 현대과학의 눈으로 보면 이러한 식으로 해석할 수 있는 것이 아닌가 하는 생각이 예전부터 머리속에 있었다. 폭론(暴論)이라고는 생각하나 한방약에 대한 이해를 돕는 하나의 초석으로서, 이 책을 쓴 의미가 살아나기를 바라고 있다.

이 책은 일반 샐러리맨, 주부로부터 의·약대의 학생 여러분, 더욱이 한방에 대해서 전혀 모르는 의사들까지 광범위한 독자를 대상으로 생각하고 있다. 따라서 어느 독자에게는 이러한 것은 이미 다 알고 있다고 느껴지는 점이 있을지도 모르고 또다른 독자에게는 지나치게 전문적이어서 모르는 부분이 있을지도 모른다. 그러한 곳은 건너뛰어서 읽기 바란다.

다만 일단 전부 훑어보면 한방약에 대해서 현대과학이 어느 정도까지 해명하고 있는가를, 또 어떠한 점이 알려져 있지 않은가를 다소나마 알게 될 것으로 생각한다.

제1장
한방약이란 무엇인가

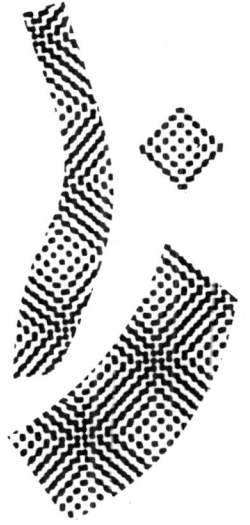

한방약은 최근에는 일종의 붐이 되어 전국 의사의 80% 정도가 빈도의 차이는 있어도 이것을 처방하고 있다. 그러한 상황 속에서 새삼스럽게 한방약이란 무엇인가를 문제로 삼는 것은 바보스럽다고 생각할지 모른다. 그러나 곰곰이 생각해 보면 한방약이란 이러한 것이다라는 정의를 내리는 것은 매우 어렵다.

민간약과 한방약

서양약에 속해 있는 결정(結晶)이나 주사액은 누구나가 한방약이라고 생각하지 않으나 이질풀이나 가래나무가 되면 과연 이것은 진짜 한방약인가 아니면 단순한 민간약인가 간단하게 단정할 수 없다. 결국 어떤 약효가 있고 전통적으로 사용되어 왔다는 점에서는 한방약과 민간약을 구별하는 것은 불가능한 것이다. 그 중에는 화한약(和漢藥, 일본 한방약)으로 하여 하나의 그룹으로 정리하는 사고방식도 있으나 옛 한방의학에서는 화약(和藥, 재래의 일본약)에 속하는 것은 인정하지 않고 현재의 중국에서는 그것을 초약(草藥)이라고 불러서 구별하고 있다.

그렇다면 한방약과 민간약은 구별할 수 없는 것인가 하면 그렇지도 않다. 약간의 예외는 있으나 두 가지 이상의 생약(초근목피 등)을 환자의 증상을 가볍게 만드는 목적으로 혼합한 것, 또는 그 혼합물을 달인 액, 그것이 한방약이다.

앞에서 말한 이질풀에 한정되지 않고 약모밀, 율무, 쓴풀이라는 약초(생약)는 그것들을 의약 전문가 이외의 사람이 하나씩 단독으로 사용하는 한 한방약은 아니고 민간약이 된다. 물론 이질풀은 방우아(牻牛兒), 약모밀은 십(중)약[十(重)藥], 율무는 의이인(意苡仁), 쓴풀은 당약(當藥)이라는 명칭으로 한방에서도 사용되어 왔기 때문에 약명만을 말하면 훌륭한 한방약이라고 생각해도 좋으나 그것들을 단독으로 사용하였을 때에는 정확히 말하면 한방약은 아니다.

구성생약수	한방방제의 구성　　 -1-
1미(味) 구성	감초탕, 독삼탕
2미(味) 구성	대황감초탕, 계지감초탕, 택사탕, 건강부자탕, 기타
3미(味) 구성	감맥대조탕, 삼황사심탕, 마황부자세신탕, 인진호탕
4미(味) 구성	황련해독탕, 마행감석탕, 기타
5미(味) 구성	계지복령환, 오령산, 계지탕, 기타
7미(味) 구성	갈근탕, 소시호탕, 계강조초황신무탕, 기타
8미(味) 구성	팔미지황환, 육신환, 소청룡탕, 기타
9미(味) 구성	시호계지탕, 소시호탕합계지가작약탕, 기타

구성생약수	한방방제의 구성　　 -2-
10미(味) 구성	가미소요산, 십전대보탕, 보중익기탕, 기타
11미(味) 구성	시호가용골모려탕, 기타
12미(味) 구성	인삼양영탕, 기타
14미(味) 구성	가미귀비탕
16미(味) 구성	청폐탕, 기타
18미(味) 구성	방풍통성산
25미(味) 구성	사근입안탕
28미(味) 구성	강활유풍탕

그림 1·1　한방방제의 구성생약수

물질의 차이가 아니고 사용법의 차이

　한방약은 무엇인가라는 질문에 대해서 물질로서가 아니고 사용법의 차이로서 대답하는 것은 그다지 좋은 대답이라고는 말할 수 없으나 철저하게 추궁하여 가면 그러한 대답밖에는 할 수 없다.
　그러나 현실적으로 한방약이라는 말은 두 갈래로 사용되고 있다.
　하나는 전통적으로 민간치료에 사용돼 온 모든 초근목피(草根木皮) 등(동물, 광물 유래의 것도 포함해서)을 한방약이라고 말하는 사고방법인데 그것들은 정확히는 **한방생약**이라고 해야 한다.
　또 하나는 '증'(証)에 따라서 두 종류 이상의 생약을 혼합해서 만든 **한방방제**이고 이것이 정식 한방약이 된다('증'에 대해서는 제9장에서 상세히 서술).

이 생약과 방제(方劑)가 한방약으로서 혼동되어 사용되는 곳에 혼란의 큰 원인이 있다. 그래서 단순히 한방약이라고 말하는 경우, 그것이 생약인가 방제인가, 그 어느쪽을 가리키고 있는 것인지 먼저 그 점을 명백히 한 후에 설명이나 논의를 시작하지 않으면 이야기에 혼란이 일어난다.

더구나 현재는 일반적으로 한방약이라고 말하면 생약을 가리키는 경우가 많다고 생각된다. 그러나 의사가 환자에게 투여하는 약의 대부분은 방제이고 생약은 아니다. 환자의 증상에 적합한, 적어도 2종 이상의 생약을 혼합해서 달인 액, 또는 그것을 다시 건조시킨 익스트랙트 분말 등은 모두 한방방제이다. 즉 "나는 지금 한방약을 복용하고 있다"라고 할 때에는 대부분의 경우 한방방제를 복용하고 있는 것이다.

그리하여 이 책에서는 특히 한방생약이라고 명기하지 않고 한방약이라 함은 모두 **한방방제**를 가리키는 것으로 양해하기 바란다.

한방방제 구성의 묘

뒤에 나오는 장(章)에서 다시 쓰겠으나 한방방제의 구성의 묘(妙), 이것이야말로 수천 년의 경험에 의해서 취사선택되고 현재에도 계속 사용되고 있는 한방약의 최대의 특징이라고 말할 수 있다. 민간약처럼 단독의 생약을 사용해도 듣는 경우가 있는데 무엇 때문에 다른 여러 가지 생약을 첨가한 방제를 사용하는 것일까? 그 구성에 놀랄 만한 경험이 들어 있다는 것을 연구를 깊고 넓게 하면 할수록 알게 된다.

감기에 즐겨 사용되는 갈근탕(葛根湯) 등을 생각해 보면 천몇백 년에 걸쳐 같은 처방이 그대로 지금까지도 널리 사용되고 있다. 양귀비(楊貴妃)도, 자식부(紫式部)도, 백낙천(白樂天)도, 홍법대사(弘

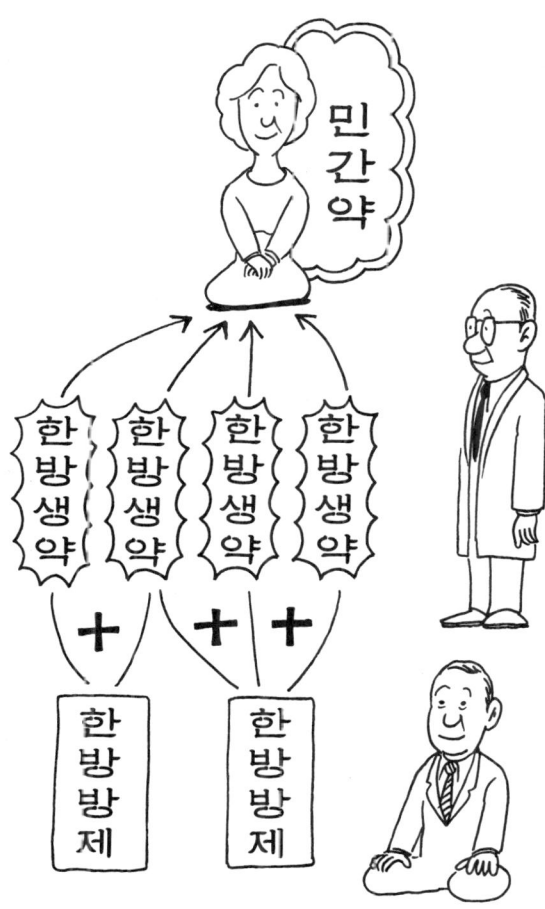

그림 1·2 민간약과 한방약(생약과 방제)

法大師)도 우리가 현재 복용하고 있는 갈근탕과 거의 같은 내용의 것을 복용하고 있었던 것이다. 이 세상에 이러한 예가 있을까? 한방약의 약리를 연구해 가는 동안에 옛날 사람들이 얼마나 깊고 넓은 임상경험에서 그와 같은 한방방제를 구상해 냈는가에 대해서 놀라움을 표시함과 동시에 그 조합방법을 완전히 이해하는 것은 쉬운 일이 아니기 때문에 한숨이 나올 정도이다.

또한 이야기가 조금 까다롭게 되지만 앞에서 원칙적으로 2종 이상의 한방생약을 혼합한 것이 한방약이라고 말하였으나 약간의 예외가 있다. 그 하나는 독삼탕(獨蔘湯)이고 이것은 인삼만 단독으로 달인 것이다. 또 하나는 감초탕(甘草湯)으로서 이것도 감초만을 달인 것이다. 한방약(방제) 중에서 이 두 가지만 예외로 단독의 생약으로 구성되어 있다[별도로 인삼탕, 자(炙)감초탕이 있는데 이것들에는 몇 종류의 생약이 가미되어 있다].

왜 필자가 이와 같은 생약과 방제를 구별해서 한방약은 두 종류 이상의 생약을 혼합하여 만든 방제이다라고 장황하게 말하는가 하면 한방약의 효능은 그 속에 포함되어 있는 각 생약의 성분 그 자체만으로 결정되는 것은 아니기 때문이다. 몇 종류의 생약이 혼합된 것을 달였을 경우 그 속에 함유되어 있는 많은 구성 성분간의 상호작용에 의해서 보다 유효한, 보다 독성이 적은 약이 되는 것이다. 바로 거기에 한방약 특유의 묘미가 있다.

민간약처럼 1종의 약초만 사용해도 어느 정도 듣는 것은 그 속의 성분 때문이다. 그렇다면 왜 한방약(방제)처럼 다시 몇 종류나 되는 생약을 혼합해서 사용하는 것일까?

한방방제를 구성하고 있는 수종 또는 십여 종류의 생약이 함께 혼합되면 단독으로 달였을 때보다도 탕액 중에 녹아 나오는 유용성분(有用成分)의 추출률이 높아지고 사람의 몸 속에 흡수되기 쉽게 된다는 것이 알려져 있다. 그리고 그것들이 대사, 분포, 분해, 배

제 1 장 한방약이란 무엇인가 17

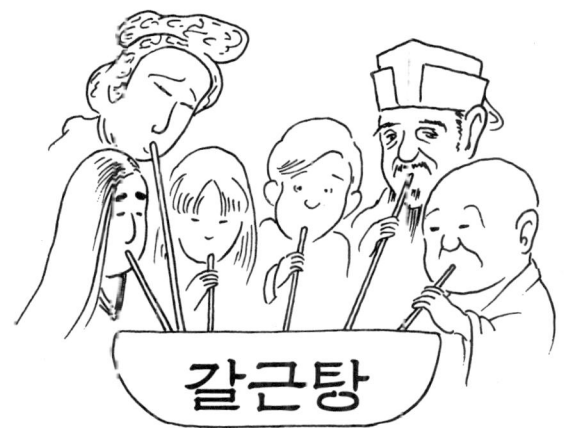

양귀비도, 자식부도, 백낙천도, 홍법대사도,
그리고 현대의 남자아이도, 여자아이도……

설될 때에 서로 작용하여 1종류의 생약을 달여서 마셨을 때보다도 효과가 빠르고 좋으며 또한 보다 오랫동안 효과가 나며 부작용이 더욱 적게 된다.

한방의 오랜 역사 속에서는 다른 생약을 가미해 보거나, 구성생약의 양의 비율을 여러 가지로 바꾸어 보거나 한 일도 있을 것이다. 그와 같은 많은 시행착오 후에 현재의 한방방제의 처방이 살아 남았기 때문에 한방약은 훌륭한 것으로 받아들여지고 있다.

일본한방과 중의학

현재 중국에서 시행되고 있는 중의학의 원천은 일본의 한방의학과 같으나 선인들의 경험을 그대로 받아들이고 있는 일본의 방법과 약간 다른 것 같다.

그리고 그 차이는 상당히 커서 사용하고 있는 생약은 양자 모두 거의 같으나 진단에서 치료까지 생각하는 방법이 다르다. 일본의 한방의학과 현재의 중의학은 별개의 것이라고 생각하는 편이 좋다고 생각한다.

물론 우리들이 한방의학이라고 한마디로 말하는 데에도 여러 파가 있어서 중국의 송(宋)나라 시대 이후 음양오행설을 기초로 만들어진 후세방파(後世方派)와 당(唐)나라 이전의 방법을 지켜온 고방파(古方派)가 있고 또 그 중간을 딴 절충파라고 불리는 그룹도 있다.

그것들은 전부 일본에 들어와서 메이지(明治) 시대의 초기까지는 양자(또는 3자)의 차이가 상당히 명료하였으나 다이쇼(大正), 쇼와(昭和)로 시대가 흐름에 따라 그들의 구별은 분명치 않게 되고 현재는 거의 구별이 없어졌다. 현재의 중의학은 어느쪽이냐 하면 후세방파에 가까운 사고방식인 것 같다.

익스트랙트 제제가 증가하였다

이 장(章)의 마지막으로 현재 한방약으로서 널리 사용되고 있는 익스트랙트 제제(분말, 과립, 정제, 캡슐 등)에 대해서 약간 서술하여 두고자 한다.

다음 장(章)에서도 언급하지만 한방의료에서 원래의 투약법은 수종의 생약을 썰어서 혼합하고 거기에 적당량의 물을 가하여 질그릇에 넣어 끓여서 액량이 약 절반 정도로 농축되었을 때에 탕액을 걸러 그 액이 마실 수 있을 정도로 식었을 때 입으로 복용하는 것이 일반적인 방법이었다. 그리고 현재도 이것이 표준 방법으로 되어 있다.

그러나 가령 잘게 썬 순정(純正)의 생약을 의사의 처방대로 입수하였다 하더라도 그것을 질그릇에 넣어 천천히 달이는 조작은 간단한 것 같아도 매일 하면 상당한 작업이 된다. 달이는 동안에 좋지 않은 냄새가 나거나, 달이고 난 찌꺼기를 버리는 데 시간이

제1장 한방약이란 무엇인가 *19*

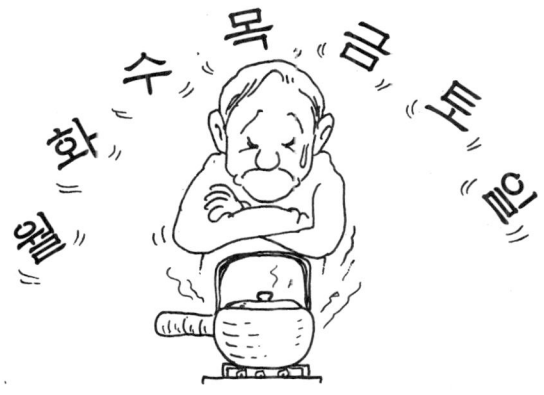

매일 달이는 것도 지겹다

걸리거나, 근로자나 여행자의 경우는 그날 복용하여야만 하는 달인 액[煎液]을 가지고 다녀야 하는 것은 정말 난처한 일이다.

그래서 고안된 것이 커피의 경우와 마찬가지로 인스턴트형 제품이다. 이렇게 하면 일일이 달일 필요도 없고 휴대하기에도 편리하여 정말 상황이 좋아지는 것이다. 더구나 전문가들이 원료의 검사에서 성분의 측정, 또한 유효기간까지 조사하여 만들고 있으므로 그것을 사용하려는 것은 당연하다.

그러나 진짜 커피를 즐기는 사람은 인스턴트 커피는 진짜 커피가 아니라고 하여 스스로 선정한 커피원두를 불에 볶거나 가루로 갈거나 한 후에 좋아하는 전출기(煎出器)를 사용하여 자기 기호에 맞는 커피를 만들어 마시고 있다. 또한 자바라든가, 과테말라라든가 블루마운틴이라든가 하는 커피원두의 종류나 산지(産地) 등을 고려하여 혼합해서 독특한 향기와 맛을 가진 커피를 끓여 자랑스럽게 마시고 있다. 한방약도 마찬가지 상황에 있다.

전문의나 병원에서 종이봉지에 넣은 몇 가지의 썬 생약을 받아

와서 그것을 '야쿠센'(藥煎)이라든가 '도로비'(文火)(그림 1·3 참조)라든가 하는 약탕기에 물과 함께 넣어 액량이 절반쯤 되는 시간에 전열원이 끊어지도록 하여두었다가 대접에 부으면 찌꺼기를 제외한 일정량의 탕액이 나온다——이것이 앞에서 말한 것과 같은 표준 방법이다. 그러나 실내에 특유한 냄새가 가득 차는 것은 피할 수 없다. 이 '냄새'가 싫다는 사람도 있으나 역으로 이 '냄새'에도 유효한 휘발성분이 있어서 그것도 효과와 관련이 있다고 주장하는 사람도 있다.

1992년 동양의학회 총회에서 밀(mill)이 부착된 퍼컬레이터(percolator, 전출기)를 사용해서 드립(drip)식으로 하면 하나의 도구로서 모든 조작이 끝나고 달인 액 속의 생약 추출량에 그다지 차이가 없으며 더구나 '냄새'가 거의 나지 않기 때문에 아파트 등에서 사용하기 적합하다는 발표가 있었으나 마황(麻黃) 등과 같이 오랫동안 달이는 편이 좋은 생약을 함유하는 방제의 경우는 추출률이 떨어질 가능성은 없는지 조금 마음에 걸린다.

한편 표준 방법으로 만든 탕액을 건조하여 익스트랙트 분말로 하면 휘발성분은 상당히 감소된다. 그뿐 아니라 다른 성분의 함유량도 표준방식으로 만든 탕액과 그것을 익스트랙트 분말로 만든 것은 원래의 생약에 함유되어 있던 성분의 양이 후자가 떨어진다는 보고도 있다.

이와 같이 표준방법으로 만든 탕액과 인스턴트형으로 만든 익스트랙트 제제의 우열에 대해서는 많은 비교, 검토가 이루어져 현재도 학회에서 토론이 계속되고 있다.

1976년에 한방약이 의료용으로서 의료보험에 채용되기까지는 13명의 전문위원이 3년에 걸쳐서 210종의 방제에 대해서 20여 회의 심의를 거듭하였다. 그렇게 많은 내외의 문헌과 의사인 위원의 경험으로부터 약효가 확인된 후에 받아들여진 것이기 때문에 일단

제 1 장 한방약이란 무엇인가 *21*

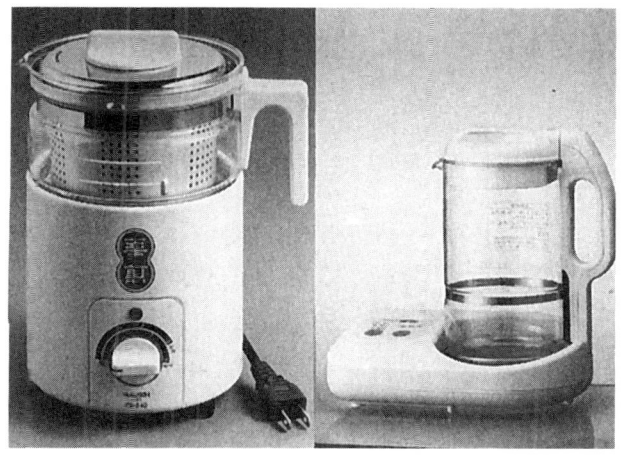

그림 1·3 '야쿠센'(왼쪽)과 '도토비'(오른쪽)

충분한 근거가 있어서 결정된 것이라고 말할 수 있다.

그러나 훗날 불충분한 점이 여러 가지 지적되었다. 이들에 대해서는 필자 나름대로 각각의 장에서 논의할 예정이다.

다만 임상례(臨床例)에서는 "분명히 효과가 있다", "전혀 효과가 없다"라는 중간에 "그저 효과가 있는 것 같다"라는 단계가 있어서 그것들을 어떻게 취급하는가는 어려운 문제라는 것을 알아둘 필요가 있다.

커피라면 기호의 차이라는 것으로 정리가 되지만 병고를 치료하는 약이고 보면 일은 어렵게 된다. 편리성과 유효성에 관련된 여러 가지 관계에 대해서 추출, 익스트랙트화의 방법 등을 포함해서 앞으로도 더욱 격론(激論)이 계속될 것으로 생각한다.

제 2 장
한방약과 서양약의 차이

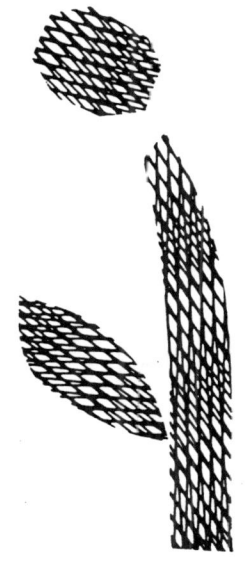

서양약은 순수한 화합물

유럽을 여행한 사람들이라면 반드시 눈에 띄었으리라 생각하는데 독일, 스위스, 오스트리아 등의 도시 거리를 걷고 있으면 약국의 쇼 윈도에 약초류가 진열되어 있는 곳이 적지 않다.

독일이나 스위스 등은 서양약을 제조하거나 판매하는 점에서는 세계에서도 손꼽는 나라이다. 그러한 나라의 약국이라면 여러 가지 화학약품만 쇼 윈도에 진열되어 있을 것으로 생각하고 있었는데 상당히 많은 가게에 약초가 진열되어 있다. 또 독일에서는 약국과 별도로 리폼하우스라는 건강식품을 파는 가게가 수천 개나 있고 그것을 취급하는 종업원은 허가증이 필요하다고 한다. 이것은 유럽인이 지금도 민간약으로서 상당히 많은 약초를 사용하는 것을 보여주는 것이다. 유럽의 약전(藥典)을 모방하여 만든 초기의 일본약국방(藥局方, 일본약전)에는 많은 약초 또는 그 팅크제(약초의 알코올 추출액)가 있었다.

따라서 옛날의 서양약과 한방생약은 유사한 점도 있었던 것 같다. 그러나 일반적으로 말해서 현재의 서양약은 거의 모두 화학조작에 의해서 합성된 순수한 화학물질이다.

원래의 기원(起源)은 생약에서 추출되었던 것도 그 유효성분의 화학구조를 결정한 후에는 그것을 인공적으로 합성하여 그 순수한 것을 '약'으로서 사용한다. 더구나 그 주간(主幹)구조 이외의 부분을 여러 가지로 변화시켜 봄으로써 많은 유사화합물을 만들어 그 중에서도 가장 강한 약효가 있으면서 독성이 비교적 적은 순수한 것을 골라내어 '약'으로서 판매한다. 이것이 현재의 서양약 방식이다.

최근에는 천연의 것의 화학구조를 분자생물학적 수법에 의해서 바꿔서 더 잘 듣는 화합물을 만드는 시도도 한창 이루어지고 있다.

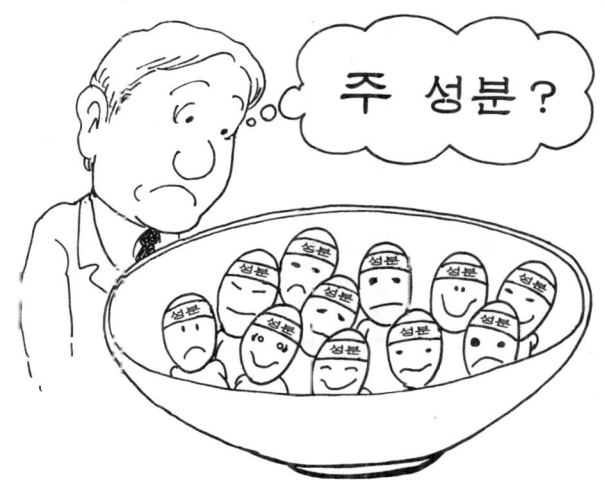

한방약의 주성분?

한방약에는 많은 화합물이 혼재(混在)하고 있다

이와 같이 서양약의 큰 특징은 그것들이 매우 순수한 화합물이라는 것이다. 그러나 한방약은 전혀 반대이다. 한방생약을 사용할 때에는 그 품질의 양부(良否)에 많은 주의를 기울이나 그 속에 함유되어 있는 화학물질은 순수하기는커녕 도리어 각양각색의 것이 혼재되어 있다.

더욱이 한방방제는 그와 같은 생약을 몇 종류씩 혼합하여 달여서 사용하는 것이므로 한방약의 전액(煎液) 속에 얼마나 많은 화합물이 들어가 있는가는 현재에도 완전히 모르고 있다. 또한 '한방약의 주성분'이라는 말이 많이 사용되고 있으나 이것도 양과 작용의 관계에 대해서 충분한 연구가 되어 있지 않는 한 안이하게 사용할 수 있는 것은 아니다.

여러분 중에는 크로마토그래피를 사용한 분석법을 알고 있는 분도 적지 않으리라고 생각하는데 이것은 각종 화학물질이 용매(또

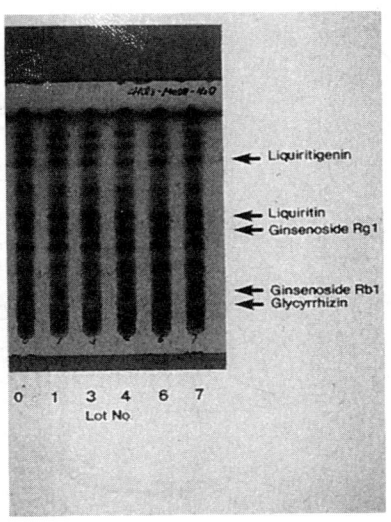

그림 2·1 어떤 한방방제의 페이퍼크로마토그래프. 검게 된 부분은 모두 화합물의 존재를 나타내고 있다.

는 가스)에 녹아 있는 경우 그 미량을 물리·화학적 방법으로 형태, 색, 이동속도 등 눈에 보이는 차이로서 측정하는 방법이다. 그 방식에는 여러 종류가 있는데 이들의 방법을 사용해서 조사해 보면 하나의 한방방제의 전액 중에 얼마나 많은 화합물이 존재하고 있는가를 잘 알게 된다.

서양약은 화학적으로 순수하기 때문에 크로마토그래프 상에서 어느 한 점에 어떤 색을 나타낼 뿐이고 다른 곳은 전적으로 백지 그대로이다. 한편 한방방제에서는 여러 가지 성분을 함유하는 생약을 몇 종류 혼합하여 사용하기 때문에 그 전액(煎液) 속에는 매우 많은 화합물이 포함되어 있어서 크로마토그래피로 조사하면 너무나도 많은 점(peak)이 나타나 어느 것이 주된 성분인지 여간해서 결정하기 어렵다는 것을 알게 된다. 외국의 학자들은 처음에는 한방약의 성분 등을 간단히 발견할 수 있을 것처럼 생각한 것 같으나 이 결과를 보고 놀라서 대개는 여기에서 연구를 중단해 버린다.
 따라서 서양약은 어떤 증상에 잘 듣는 화학물질을 순수하게 정제하여 대개는 주사로 투여하기 때문에 빠르고 분명하게 효과가 난다. 이와 동시에 그 화합물에 독성이 있으면 그 독성도 그대로 나타난다.
 이에 반해서 한방방제는 일회복용량의 전액에 매우 많은 화학물질이 포함되어 그것들이 서로 상대편에게 영향을 미치면서 입에서 위, 장을 거친 후에 간장에서 변화를 받거나 하여 전신을 돌면서 효과를 나타낸다. 이와 같은 경과의 각 단계에서 다수의 성분간에 상호작용이 미묘하게 일어나며, 이 점이 중요한 점이기도 하다.
 그러므로 일반적으로 알고 있는 것처럼 한방약은 서양약에 비교하면 효험이 늦으나 독성이 적다는 것은 어느 정도 사실이라고 말할 수 있다.

한방약이 독성이 적은 이유

 더욱이 서양약은 입으로 먹는 것뿐 아니고 주사하거나, 흡입하거나, 좌약(坐藥)으로서 직장(直腸)으로부터 흡수시키거나 하는 여러 가지 투여법이 있다. 특히 흡입으로 폐포(肺胞)에서 흡수시키거나, 동맥, 정맥에 주사하면 즉시 순환하는 혈액 속으로 들어가서 체내를 돌기 때문에 그 효과가 매우 빨리 나타난다.
 그러나 필자 등이 동물을 사용해서 실험을 한 결과 입으로 먹인 경우에는 한방약이 특별히 서양약보다 흡수가 아주 늦은 일은 없었다. 입으로부터 들어온 화합물은 주로 소장(小腸)에서 흡수되지만 한방약의 성분 중에는 그대로 흡수되는 것과 장내에서 화학변화를 받은 후에 흡수되는 것이 있다. 후자의 흡수는 늦으나 전자의 흡수는 서양약과 차이가 없다.
 장이나 간장에서 화학적 변화를 거친 후의 것이 효험이 있는 경우에는 효능이 나타나는 시간이 다소 늦어지나, 장에서 흡수된 그대로의 화학구조로 효험이 있는 경우에는 상당히 빨리 효능이 나타난다. 몇몇 성분은 복용 후 30분만에 혈중농도가 최고치에 도달하는 것도 있다.

또한 이것은 한방약이 서양약보다 우수한 이유의 하나인데 단미(單味, 단독)의 한방생약을 복용시켰을 때보다도 다른 생약이 들어있는 한방방제를 복용시켰을 때에 혈중농도가 장시간에 걸쳐서 높게 유지되고 있는 경우가 흔히 있다.

또 일반적으로 체내에 들어간 화합물의 독성은 주로 간장의 대사작용에 의해서 감소되고 약화된다. 입으로 복용한 한방약이 주사한 서양약보다도 독성이 적은 하나의 이유는 혈관내주사나 좌약에 의한 투여법에서는 간장의 해독작용을 받지 않고 체내를 돌기 때문이다.

한편 입으로 복용하는 한방방제는 반드시 통과하는 간장에서 해독작용을 받기 쉬울 뿐만 아니라 독성이 강한 생약이 들어가 있는 경우에는 그 방제 속에 그 독성을 상쇄시키는 생약도 넣는 일이 많기 때문에 독성은 적게 된다. 독성에 대해서는 다음 장에서 상세히 언급할 것이기 때문에 이 정도로 그치겠으나 서양약과 한방약의 차이는 이쯤에서도 분명히 나타나고 있다.

신체 곳곳의 부조화(不調和)가 치유된다

다음으로 또 하나 서양약과 한방약의 큰 차이는 많은 서양약은 어느 특정의 증상이나 장기에는 잘 듣지만 다른 장기에는 그다지 영향을 미치지 않는다(오히려 그러한 영향이 없는 것을 선정하여 사용하고 있다). 그러나 한방약에서는 어떤 증상이나 특정의 장기에 유효하게 작용할 뿐만 아니라 전혀 관계가 없을 것처럼 생각되는 다른 질환이나 장기에도 좋은 영향을 미치는 일이 종종 있다.

한방방제 효용의 다양성

대시호탕(大柴胡湯) (八味성분, 少陽, 牛表牛裏)
1. 열성(熱性) 질환
2. 호흡기 질환
3. 순환기 질환
4. 성인병
5. 소화계계 질환
6. 비뇨기계 질환
7. 당뇨병, 비만
8. 신경계 질환
9. 안과 질환
10. 피부과 질환[헤르페스 (herpes) 포함]
11. 불임증, 무월경

오령산(五苓散) (五味성분, 少陽)
1. 수습정체(水濕停滯), 구갈(口渴), 요량감소
2. 위무력증, 위확장
3. 배멀미
4. 비뇨기계, 신장염, 신장증(腎臟症)
5. 당뇨병, 간질
6. 음낭수종(水腫)
7. 카타르성 결막염
8. 피부수포(水泡)
9. 일사병
10. 두통
11. 메니에르*

그림 2·2 대시호탕과 오령산의 적응증

*메니에르(Ménière) 증후군(症候群) : 구토·메스꺼움·현기증·이명(耳鳴)·난청(難聽)이 발작적으로 반복해서 일어나는 만성 내이질환. 내이의 혈행 장애나 자율신경 장애 등에 의해 일어남. 1861년 프랑스의 의사 메니에르(P. Ménière)가 보고.

그 이유에 대해서는 예전에는 설명에 애를 먹은 일도 있으나 근년 면역학이 매우 진보한 결과 지금까지 설명할 수 없었던 것을 면역학적으로 해명할 수 있게 되었다. 또한 신체의 모든 곳에 여러 가지 해를 끼치고 있는 과산화물을 분해하는 효소의 활성을 한방약이 높여주기 때문에 신체 곳곳의 부조화(不調和)가 치유된다는 것도 알게 되었다.

물론 서양약도 목표로 한 증상에만 듣는 것은 아니다. 예컨대 아스피린은 해열진통제로서만 사용되고 있으나 최근에는 소량을 복용하면 혈액의 응고를 억제하는 작용이 나타나기 때문에 뇌일혈의 예방에도 사용하게 되었다. 그러나 일반적으로 서양약은 어떤 특정 질환의 치료에만 적응되도록 선정되어 있다.

이에 반해서 많은 한방약은 단일 증상에 들을 뿐만 아니라 신체 속에서 떨어져 있는 장기의, 일견 전혀 별개의 것으로 보이는 증상에도 효과를 나타낸다. 이것은 앞에서 말한 바와 같이 과산화물의 유해작용을 억제하는 효과가 있는 것이나, 면역부활(賦活)작용이나 면역억제작용, 내분비물질(호르몬)을 조정하는 작용 등이 있으므로 설명이 가능하게 된 것이 제법 있다.

또한 그 이외에 한방약(방제)은 여러 가지 생약의 혼합물이고 그 속의 몇 가지 생약의 성분에는 목표장기 이외의 증상에 듣는 성분이 포함되어 있으므로 그것들이 서로 영향을 미쳐서 다른 장기에도 효과를 나타내는 것으로 생각된다. "하나의 약이 각종 질환에 듣는다고 하는 것은 애초부터 우습다"라고 말하는 학자도 있으나 그러한 분들은 한방약의 구성에 대해서 충분히 알지 못하는 것에도 이유가 있다.

물론 필자는 어떤 한방약으로 모든 질병이 치유된다고 말할 작정은 아니다. 각종 질환에 각각 최적의 한방약이 있기 때문에 그것을 사용하는 것은 당연하나 어떤 한방약에 예기치 않은 효과가 나타나는 일이 있는 것은 사실이고 그것은 불가사의한 것은 아니라고 말하고 싶다.

몸 전체의 균형

기타사토대학 동양의학연구소의 정종철(丁宗鐵) 박사가 발표한 것에 다음과 같은 예가 있다. 동물실험으로 수분을 다량 투여하여 부종(浮腫)을 일으키고 있을 때 서양약, 한방약을 투여하면 모두 이뇨(利尿)효과를 나타낸다. 그러나 실험동물에 수분을 주지 않도록 하여 소위 탈수(脫水)상태로 하여 두고 서양약의 이뇨제를 투약하면 역시 어느 정도 요가 나온다.
 그러나 실험동물이 탈수상태일 때에 한방약의 이뇨제를 투약하면 요는 거의 나오지 않는다.
 즉 서양약은 환자 자신이 전신탈수(全身脫水)상태라도 그것에는 상관치 않고 이뇨작용을 나타내는 것에 반하여 한방의 이뇨약은 몸이 수분을 필요로 하고 있을 때에는 무리하게 요가 나오지 않도록 되어 있다.
 "여기에 서양약과 한방약의 차이가 있다"라고 하며 정 박사는 다른 방제의 예도 들어서 설명하였다. 한방약에는 작용의 강약 이외에 몸 전체에 미치는 영향도 고려해서 만들어진 것으로 생각되는 예가 그밖에도 있다.
 다만 약의 효능이랄까 효력이랄까 어떤 약을 투여해서 그 목표로 하는 효과만을 조사하는 한은 서양약 쪽이 우수한 경우가 많은 것도 사실이다. 진통제라든가 최면제와 같이 한번 복용하면 몇 분, 몇십 분 이내에 효력이 있고 없고가 분명해지는 점에서는 아직 한방약은 서양약에 필적할 수 없다.
 그러나 그와 같은 효험이 있는 서양약은 계속해서 사용하면 대부분이라고 하여도 좋을 정도로 바람직스럽지 못한 영향이 나타난다. 그러한 점은 한방약에서는 갑자기 중단하지 않는 한 불리한 증상은 우선 나타나지 않는다. 그래서 어떤 종류의 급성질환에는 먼저 서양약을 투여하고 그 양을 점차 줄이면서 한방약으로 옮겨가는 방법을 권장하는 의사도 증가하고 있다.
 다음 장에서 서양약과 한방약의 병용(倂用)에 대해서 언급할 예정인데 필자는 어떠한 질병에도 한방약이 우수하다고 말할 의도는 없다. 초기, 급성기(急性期)로서 신체가 충분히 견딜 수 있고 다른 장기까지 침범되지 않았을 때에는 이 효과적인 서양약을 사용하는 편이 좋다고 생각한다.

이야기가 조금 비약되지만 맹장염(정확히는 급성충수염) 등으로 수술을 하면 치유될 가능성이 높은 경우에 수술을 하지 않고 한방약의 복용으로 칼로 째지 않고 고칠 수 있다고 하는데 어찌되는 것이냐고 상담이 온다면 대부분의 경우에 수술을 권장하고 싶다.

또한 한방전문의니까 서양약은 모두 싫다는 광신적(狂信的)인 방법도 바람직하다고는 생각하지 않는다. 동시에 한방적인 진료는 돌아다보지도 않고 오로지 서양약 일변도로 하는 의사에게는 한방적인 진료법에 대해서도 이해해 주었으면 하고 마음으로부터 바라고 있다. 다행히 1991년도부터 일본동양의학회가 공식적으로 일본의학회에 회원으로서 정식으로 받아들여진 것은 한방의학이 현대 일본의학의 일부로서 정식으로 인정되었음을 보여주는 것으로서 기쁜 일이다.

솔로(solo)와 오케스트라의 차이

한방방제가 각종 생약을 바탕으로 하여 '증'에 따라서 참으로 교묘하게 짜여져 있는 것을 필자는 '한방방제 구성의 묘'라는 조금 딱딱한 말로 표현하고 있는데 도야마의과약과대학의 기무라 마사야스(木村正康) 교수는 그것을 위스키 등에 비유하여 '블렌드(blend) 효과'라고 말하고 있다.

또한 도야마의약대의 부학장이던 구마가이 아키라(熊谷郎) 교수는 "서양약은 바이올린이나 피아노의 솔로 연주와 같은 것임에 반하여 한방약(방제)은 오케스트라에 해당한다"라고 설명하고 있는데 이것은 정말 멋진 비유라고 생각한다.

확실히 서양약에서는 하나의 화학물질이 하나의 질병 치료에 사용되는 것에 반하여 한방약에서는 여러 가지의 생약을 교묘하게 혼합하여 효과를 나타낸다. 솔로도 오케스트라도 음악으로서 훌륭한 것이나 오케스트라 쪽이 많은 멤버로 구성되어 있으며 게다가

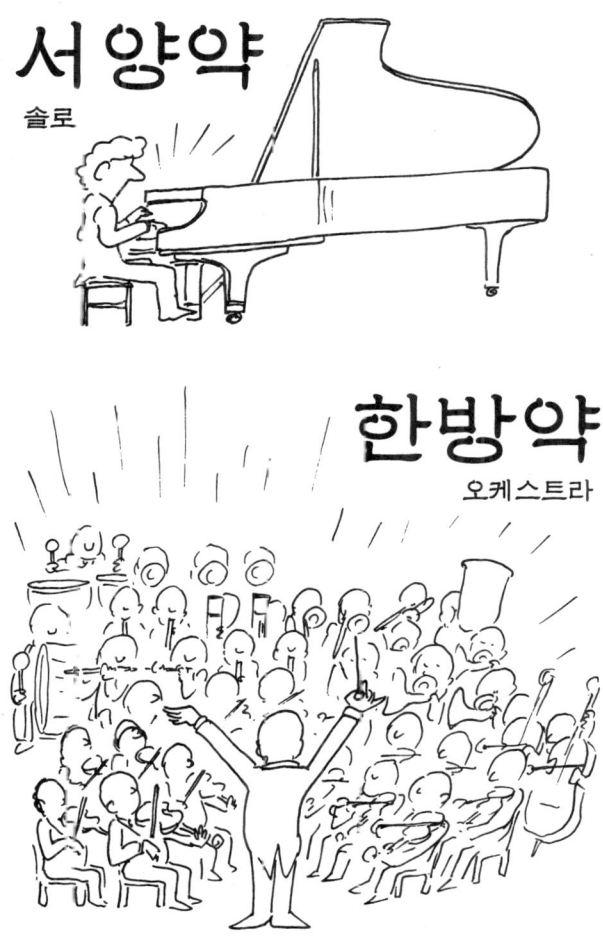

서양약은 솔로, 한방약은 오케스트라

각 부분의 멤버의 역량이 잘 조화되어 솔로보다 훨씬 장대하다. 지휘자는 원보(原譜)에 따라서 통합함과 동시에 음량, 속도 등 각종의 요소를 자기의 해석에 따라 독자적인 전개를 행함으로써 원작곡가가 의도한 것을 나타내려고 한다. 물론 솔로 연주에서도 마찬가지로 이야기할 수 있으며 그 음색의 미묘성이 참으로 마음에 와 닿는 것이 있으나 오케스트라의 장대함에는 비교할 수 없다.

또한 피아노나 바이올린과 오케스트라가 함께 연주하는 협주곡도 훌륭한데 이것은 마치 서양약과 한방약을 병용하는 것과 비슷하다고 말할 수 있다.

구마가이 교수가 내놓은 이 비유적인 이야기는 정말 멋지게 서양약과 한방약의 차이를 설명한 것이다. 오케스트라에서 바이올린뿐 아니라 트럼펫도 콘트라베이스도, 드럼도 각각의 역할을 수행하고 있는 것처럼 한방방제 중의 각 생약도 모두 없어서는 안될 임무와 역할을 가지고 있다는 것을 이해할 수 있다.

제3장
한방약은 모두 입으로 복용한다

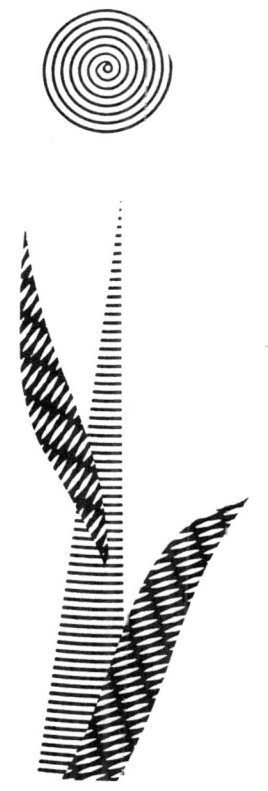

투약방법의 여러 가지

약은 내복(內服)과 외용(外用)으로 크게 두 종류로 분류되어 의사나 병원에서 약을 받을 때 포장봉지의 색이 다른 것은 알고 있는 바와 같다.

그런데 한방약에는 외용약은 거의 없다. 외용약으로 비교적 유명한 것은 자운고(紫雲膏)이다. 아리요시 사와코(有吉佐和子) 씨의 소설 『하나오카 세이슈(華岡淸洲)의 처』의 주인공인 하나오카 세이슈가 중국의 고약(膏藥)을 개량하여 만든 것으로서 두 종류의 생약[당귀(當歸), 자근(紫根)]을 참깨기름, 황랍(黃臘), 돈지(豚脂) 등의 기제(基劑)에 섞은 것으로 한방의료에서는 널리 외과, 피부과 질환에 사용되어 왔다.

기타 창상(創傷), 골절 등에는 술이나 식초로 습포(濕布)하는 방법, 약초를 비벼서 그 즙(汁)을 바르는 방법, 또는 황백(黃柏) 가루를 식초로 개어서 습포하는 방법 등 민간요법에 대해서는 조사하면 여러 가지 방법이 있으리라고 생각되나 필자가 알고 있는 바로는 정식 한방의료로서는 외용액은 그다지 사용되지 않았던 것 같다.

한편 현재의 서양약에서는 주사가 가장 흔히 사용되고 있으나 주사라고 하는 방법은 외국에서도 비교적 근년에 와서 사용하게 된 투약방법으로서 필자의 희미한 기억으로는 기껏해야 300년 이내의 것이다.

근년에는 그것의 응용을 더욱 넓혀서 동맥주사라든가, 척수내 주사라든가 하는 것을 실시하고 있으며, 그 주사 부위의 정확한 결정법이라든가, 여러 가지 방법이 고안되어 실시되고 있다.

또한 흡입마취법을 개발한 이래, 체내의 흡수는 폐포를 경유하였을 때 흡수가 가장 빠르다는 것으로부터 흡입제(吸入劑)방법도 채택되었고 맛이 나쁘다고 아이들이 입에서 토해 복용시킬 수 없을

제 3 장 한방약은 모두 입으로 복용한다 37

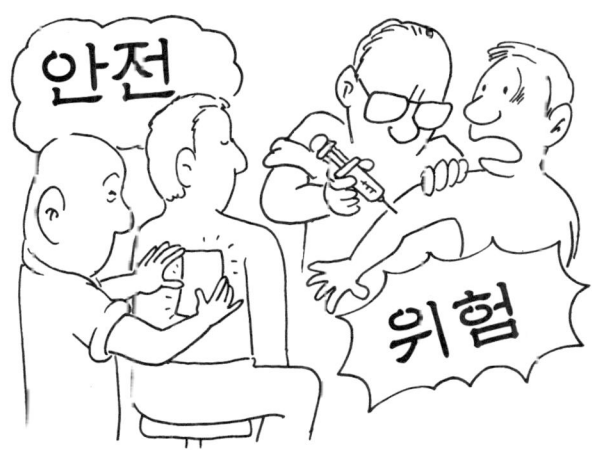

한방약 주사는 위험, 첩부는 안전

때 항문으로 좌약을 투여하면 신속히 잘 듣는다. 그러나 이 방법으로 흡수된 물질은 간장을 경유하지 않고 체내를 돌기 때문에 독성이 강하게 나오는 결점이 있다는 것을 알아둘 필요가 있다.

더욱이 최근에 와서 특수한 연고(크림 제제) 등에 혼합해서 피부에 바르거나 반창고와 같이 붙이거나 하여 필요한 양의 약을 피부로부터 흡수시키는 연구가 실용화되었다.

또한 자기(磁氣) 등의 물리작용을 응용해서 어떤 약을 환부에 많이 집중시키는 방법이라든가, 작은 컴퓨터를 조립해 넣은 캡슐을 항문으로 삽입하여 신호에 의해서 약을 방출시키는 방법 등 각양각색의 연구가 행하여지고 D·D·S(drug-delivery system, 약의 도달방법)의 연구만을 주목표로 하여 노력하고 있는 연구소나 연구실도 생길 정도로 활발한 진전을 보이고 있다.

여담이지만 협심증에 사용하는 니트로글리세린(nitroglycerin)도 피부로부터 흡수시킬 수 있게 되었는데 이 경우 첩부(貼付)하는 장소로는 왼쪽 가슴보다는 앞이마 쪽이 혈중(血中)으로의 흡수가 더 빠르다는 실험성적이 보고되어 있는 것 같다. 이것은 재미있는 연구결과라고 생각한다.

왜 경구약(經口藥)인가

이에 반해서 한방약은 2000년에 가까운 역사 속에서 투약방법은 전혀 바뀌지 않고 약은 모두 입으로 복용하게 되어 있다. 앞에서 말한 바와 같이 주사가 발명된 것이 200년 정도 이전의 일이니까 2000년 전에는 주사에 의한 투약 등을 생각하지 못할 수도 있었을 것이다. 이와 동시에 주사하지 않아도 제법 빨리 듣고 어디서나 물과 불만 있으면 약을 투여할 수 있다는 간편성 때문에 옛날에는 세계 어느곳에서나 약은 입으로 복용하는 것이 정상적인 방법이었던 것 같다.

그 때문에 맛이나 향기나 마시기 쉬운 방법 등에 대해서는 고대로부터 여러 가지 개량이 가해지고 동시에 효능을 고려한 면에서는 열탕으로 달여서 복용하는 방법, 또는 달이면 어떤 종류의 휘발 성분(이라고 그들은 알고 있었던 것도 아니겠으나)이 감소되니까 원료생약 그대로를 분말로 하여 혼합한 것(산, 散)을 복용하는 방법, 또 달인 액을 농축하여 그것을 벌꿀에 섞어서 환약(丸藥)으로 만들어 천천히 듣게 하려고 한 것 등 여러 가지 방법이 고안되었다.

또한 열탕으로 달여도 녹아나오지 않는 성분에 대해서는 그 이유는 몰랐으나 알코올에 용해되는 성분을 함유하는 것은 술과 함께 마시면 듣는다고 하는 것을 발견했다.

여하튼 입으로 복용시키는 이외의 방법이 없었던 수천 년 전부터 많은 의사들은 경구(經口)투여를 할 때 어떻게 하면 잘 듣는가에 대해서 끊임없이 염두에 두고 여러 가지 시도를 해왔다. 그래서

제3장 한방약은 모두 입으로 복용한다 39

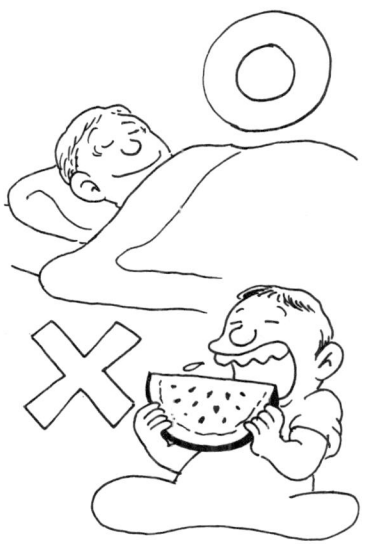

복용 후의 양생(섭생)도 중요하다.

어떤 방제는 처음부터 구성생약 모두를 함께 달여 액량이 절반이 될 때까지 달이는 것이 좋다고 하였고 어떤 방제에서는 구성생약 중의 몇 가지 종류만을 먼저 넣어 그 성분이 충분히 추출되도록 하거나, 또 어떤 종류의 구성생약은 너무 오래 달이면 오히려 효능이 떨어지기 때문에 차(茶)를 달이는 것처럼 몇 분 동안 뜨거운 물에 담가 두기만 한다든가, 또는 한번 재료를 달인 후 생약을 전부 꺼내 여액(濾液)만을 다시 한 번 달이면[중전(重煎)이라고 한다] 좋다든가, 그리고 어떤 생약은 거의 다 달인 마지막에 넣어 너무 오래 달이지 않는 것이 좋다든가, 여러 가지 경험으로부터 개량되고 집약된 지식이 모여서 각각의 한방약 달이는 방법이 결정되어 왔다.

그 밖에도 한방의학에서는 서양약에서는 볼 수 없는 철저한 배려가 강조되고 있다. 예를 들면 맛, 향기, 보존법, 생약의 새 것과 오래된 것 등 여러 가지 주의(注意)가 전승(傳承)되고 있다. 또 단지 입으로 탕약을 마실 때 뿐만 아니고 복용한 후 이불 속에 들어가 땀을 빼고 찬 것은 먹지 말라는 등 여러 가지 양생법(養生法)까지 지시되어 있다.

독자 중에는 한방방제 중에서 유효성분만을 끄집어내어 그것을 주사하면 신속하고 확실하게 치료될 수 있는데 왜 그와 같은 노력을 하지 않는가라고 생각하는 사람도 있다고 생각한다. 그러나 많은 미지의 것을 함유한 유효성분을 직접 체내에 주입하는 것은 너무나도 위험성이 크고 이미 아는 성분만을 주사하는 것으로는 탕액을 마시는 만큼 효과가 나지 않는다. 또한 그러한 성분을 용해시키는 무해(無害)한 용매의 탐색도 하지 않으면 안되므로 생각하면 생각할수록 간단하지만은 않다.

그러므로 그러한 아이디어는 그 나름으로 겸허하게 들어서 실험을 해보지 않으면 안된다고 생각한다. 다만 지금까지 많은 학자가 그 방향으로 노력하였음에도 불구하고 입으로 복용하는 것 이상으로 안전하고 확실하게 효과를 나타내는 한방약 투약법은 거의 발견되지 않았다는 사실이 복용법의 어려움을 말하여 주고 있다.

물론 보다 이상적인 투약방법을 현실화하는 희망을 버린 것은 아니기 때문에 장래에 첩부약(貼付藥)으로 된 갈근탕, 좌약(坐藥)으로 된 팔미환(八味丸), 주사액으로 된 소시호탕(小柴胡湯) 등을 실제로 사용하게 되지 않는다고 단정할 수 없다. 그렇게 되면 투약방법도 서양약과 마찬가지가 될 것이다. 그러나 각각의 생약 성분의 대사만을 생각해도 이것은 용이하지 않은 작업이고 가령 실현된다고 하여도 21세기의 일이 될 것이다.

여담이지만 주사로밖에는 투약할 수 없는 서양약(예컨대 인슐린 등)을 한방약처럼 입으로 복용시켜도 효과가 동일하게 되기는 매우 어렵다. 입으로 복용하면 위나 장에서 인슐린이 전부 분해되어 버리기 때문이다. 최근 인슐린을 입으로 복용시켜도 충분히 유효성이 인정되는 방법의 보고도 나와 있으나 여러 가지 점에서 보급되기까지는 아직 시간이 필요할 것이다. 한방약은 위나 장이나 간장에서 분해, 변화하는 것을 미리 알고 있으므로 역으로 그것을 이용하려고 입으로 투여하고 있다.

입으로 약을 투여하는 경우에는 그 약의 소화관 내에서의 분해와 소화관 점막으로부터의 흡수성을 고려하지 않으면 안되는데 한방약은 교묘하게 그 두 가지 점을 해명하고 있다.

예를 들면 감초(甘草) 중의 글리시리진산(glycyrrhizic acid)이라는 성분은 체내에 흡수된 후에는 전부 글리시르레틴산(glycyrrhetinic acid)이 되어서 혈중에서 검출되는데 이 화학변화가 사실은 장내 세균에 의해서 100% 이루어지고 있다는 것이 우리들의 실험에 의해서 밝혀졌다. 이러한 것들은 소화관 내에서의 분해를 역으로 이용한 것이라 할 수 있다.

항생물질과 병용

이와 동시에 주의하지 않으면 안될 것도 있다.

스트렙토마이신(streptomycin)이라는 항생물질을 주사로 투여하여 결핵을 매우 잘 치유할 수 있게 되었다. 그러나 이 약을 입으로 투여하면 흡수는 되지 않으나 위, 소장, 대장 등 소화관 내의 세균은 거의 죽어 버려 소화관의 멸균에는 편리하다. 그러나 앞에서 말한 감초와 같이 장내 세균에 의해서 화학변화를 받아 장점막에서 흡수되기 쉬운 어떤 종류의 한방약을 스트렙토마이신과 병용하는 것은 바람직하지 않다. 또한 스트렙토마이신 정도는 아니더라도 항생물질 중에는 마찬가지의 작용이 있는 것이 적지 않기 때문에 항생물질과 한방약의 병용에는 주의가 필요하다.

장내의 세균은 무용지물(無用之物), 때로는 해로운 작용을 일으키는 것으로 오해하면 한방약처럼 세균을 이용하여 흡수를 잘 하게 하는 경우도 있다는 것을 간과(看過)하여 버린다. 이러한 예는 다른 한방약에도 있겠으나 아직 충분히 연구되어 있지 않다.

제 4 장
한방약의 원료

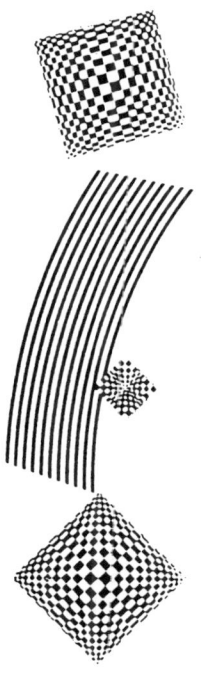

한방생약은 원래 우리 가까이에 있는 식물

옛날 의학책에는 심산유곡에 들어가야 겨우 발견되는 식물은 기재되어 있지 않다. 고대에는 집밖에 나가면 들판이나 산의 나무그늘에 얼마든지 있었던 식물, 그것을 병의 치료에 이용한 것이 한방생약이라고 일컬어지는 것이다. 그러한 식물에 대해서 이것은 설사에 듣는다든가, 이것은 진해(鎭咳)작용이 있다든가 하는 것처럼 기나긴 세월 사이에 각각의 취락(聚落)에서 구전(口傳)이 생기고 그것이 『신농본초경』(神農本草經, 서기 100년경)이라는 한방생약을 기술한 유명한 서적의 근거가 된 것으로 생각된다.

그러나 문명이 발달되면서 푸른 들판은 점점 줄어들고 산은 화전(火田)농업 등으로 나무가 적게 되어 한방약의 원료가 되는 식물을 모으는 데도 힘들게 되었다. 그래서 드디어는 일정의 약초를 모으면 그것이 돈이 되므로 거기에서 약방이 생기게 되고 의사도 그 약방에서 필요한 식물을 매입하게 되는 조직이 자연적으로 생긴 것으로 생각된다.

그렇게 되면 의사도 가급적 효과가 있는 원료를 주문하게 되고 약방도 어디서 채취한 약초가 채취된 후 어떻게 보관되어 왔는가 등, 의사의 요구에 부응하는 것을 선택적으로 모으게 되었다. 당연히 채취지역이나 품질에 따라서 값도 달라진다. 농민들도 가급적 약방이 고가로 매입해 주는 약초류를 찾아서 그것을 약방에 가지고 와서 수입을 크게 올리려고 한다.

이는 물의 흐름과 마찬가지로 전적으로 자연스러운 결과로서 현대로 이어지고 있다.

따라서 한방약은 원래 어떤 지방에서 잘 들은 실적이 있는 것은 다른 지방에도 파급되어 책에도 기재하게 되어 중국 전지역에서 사용하게 된 것이다.

지금도 어떤 약초는 사천성(四川省) 산(産)이 좋다고 하고 어떤

제 4 장 한방약의 원료 45

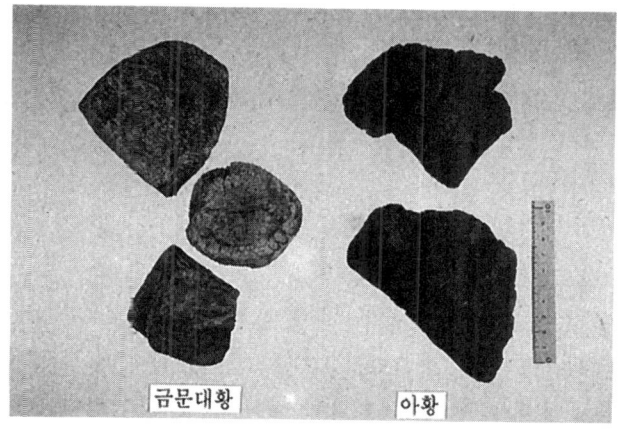

그림 4·1 금문대황(왼쪽)과 아황(오른쪽)

한방생약은 감숙성(甘肅省) 산, 어떤 것은 흑룡강성(黑龍江省)의 것이 좋다고 이야기되고 있는데 이것은 의미가 없는 것이 아니고 옛날 사람들이 다년간의 경험에서 얻은 지식이다. 더구나 현대 과학의 최신방법으로 조사하여도 옛날부터 평판이 좋은 한방생약이 유효성분을 보다 많이 함유하고 있다는 것이 증명되고 있는 경우가 많다.

대황(大黃)이라는 생약은 옛날부터 하제(下劑)로서 사용되어 왔는데 같은 대황이라도 일본산의 것은 설사작용이 원활하지 않은, 즉 몇 번이나 호장실에 가고 싶어지는 결점이 있어 중국산에 따라갈 수 없다. 또 같은 중국산이라도 아황(雅黃)이라는 종류와 금문대황(錦紋大黃)이라는 종류가 있어서 실제로는 그것을 목적에 따라 분류하여 사용하게 되어 있다.

한방에서는 과장해서 말하면 각각의 지방에 존재하는 거의 모든 물질이 시험되어져 있다고 할 수 있다. 그 때문에 훗날 적극적으로 사용하게 되었다. 지황(地黃)이 그 좋은 예일 것이다.

전설에 따르면 신농(神農)은 하루에 10종류의 풀을 맛보고 아홉 번 죽을 뻔하다가 그 때마다 살아나서 다수의 약초를 발견하였다고 필자도 어린시절 자주 들었다. 그리하여 신농은 약의 신(神)으로 모셔져서 현재도 오사카(大阪)에서는 신농제(神農祭)라는 제사가 매년 거행되고 있다.

상품, 중품, 하품

『신농본초경』(神農本草經)에 대해서 많은 의사가 주목한 것으로 도홍경(陶弘景)의 『집주본초경』(集註本草經, 480년)이 있다. 여기서는 약을 상품, 중품, 하품으로 분류하고 있다. 상품이라 함은 인체에 해가 없고 효과가 있는 것, 즉 천명(天命)을 다하게 하는 약물을 말한다. 중품이라 함은 해는 조금은 있으나 효과가 큰 것, 즉 천부(天賦)의 성(性)을 손상하지 않도록 하는 약물, 하품이라 함은 해도 적지 않으나 때로는 버리기 아까운 효과를 나타내는 것, 즉 증상을 호전시키는 것으로 설명하고 있다.

또한 정확히 말하면 통상 『신농본초경』이라고 일컬어지고 있던 것은 정식의 「신농본초」와 「명의별록」(名醫別錄)의 2부로 되어 있고 본경(本經)은 365종의 약초에 대해서 채취시기, 분량, 조제법, 복용법, 유효성에 대하여 논하고 별록은 약미(藥味), 독성 등을 기술하고 있다.

명(明)나라 말기가 되어서는 이시진(李時珍)에 의해서 『본초강목』(本草綱目, 1590년)이라는 훌륭한 서적이 나오는데, 여기서는 1892종의 생약에 대해서 설명하고 있다. 이것이 한방생약에 대한 표준서가 되었지만 굳이 이야기한다면 이 책의 어려운 점은 오행설[五行說 : 만물은 음양의 이기(二氣)에 의해서 생기고 오행 중 목·화(木·火)는 양(陽)에 금·수(金·水)는 음(陰)에 속하며 토(土)는 그 중간에 속한다고 하여 이들의 소장(消長)으로 천지의 변이

(變異), 재상(災祥), 인사(人事)의 길흉을 설명하는 설(說)]을 사용해서 약효를 설명하려고 한 데에 무리가 있다.

또 약의 성상(性狀)을 나타내는 방법으로서 한열(寒熱), 온량(溫涼), 평(平)으로 다섯 종류의 분류를 하고 있는 것도 있고 보(補), 사(瀉) 조(燥), 습(濕)으로 작용의 일부를 설명하고 있는 것도 있다.

또한 기미(氣味)라는 것으로 분류하고 있는 것도 있다. 이 경우 미(味)는 우리가 말하는 단순한 맛이 아니고 제 9 장에서 언급하는 음양, 허실(虛實)이라는 진단의 증(証)에 대응해서 결정된 것 같다. 몸이 쇠약해져 있을 때에는 보제(補劑)를, 혈액이 부족한 기미가 있을 때에는 보혈제(補血劑)를, 또한 기(氣)를 보전(補全)하는 것을 보기제(補氣劑)라는 분류방법을 채택하는 경우도 있다.

그러나 기(Qi 또는 Chi)라는 단어 하나를 예로 들어도 그 이해는 학자에 따라 각각 틀려서 공통된 정의(定義)가 없다.

따라서 필자는 상품, 중품, 하품이라는 분류법에는 찬성하지만 다른 분류에 대해서는 예컨대 약성(藥性), 약효 등에 대해서는 참고만으로 그친다. 그와 같은 분류법은 선인들의 장기간에 걸친 노심초사의 결과라고는 생각하지만 장차 그 용어들의 정의가 결정될 때까지는 진지하게 의존할 생각은 없다.

그것은 필자의 지식·경험의 부족 때문이기도 하지만 이와 반대로 그것을 주장하는 분들이 현대의 과학적 방법으로 오행설을 납득할 수 있을 때까지 증명하여 주지 않으면 받아들일 기분이 되지 않는 것이다. 근세(近世)의 명의라고 일컫는 오쓰카 게이세츠(大塚敬節) 선생도 한방진료의전(醫典)에서 "학자는 약성(藥性)에 집착해서는 안된다"라고 말하고 있다. 필자가 고래(古來)의 한방방제의 조합방법에 대하여 마음으로부터 존경하고 복종함과 동시에 현재의 중의학에 의한 방제의 결정방법에 찬성할 수 없는 이유는 이

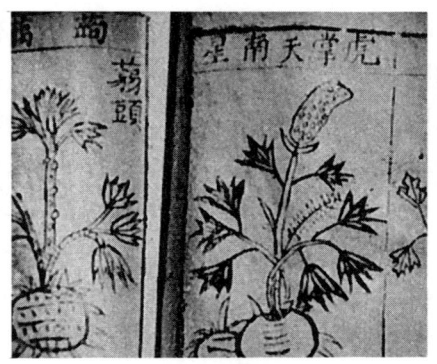

그림 4·2 『본초강목』

점에도 있다.

또한 『본초강목』을 이용하는 데 편리한 책으로서 청(淸)나라 초기에 『본초비요』(本草備要, 수장품목 556)라는 책이 중국에서 출판되었으며 거기에 색인 등을 붙인 증정판(增訂版) 『본초비요 상·하권』의 복각판은 현재 입수가능하기 때문에 이들은 좋은 참고서가 되리라고 생각한다. 또 필자가 1930년경 신세를 진 도쿄본초좌담회의 지도자였던 고이즈미·에이지로(小泉榮次郎) 씨가 쓴 『화한약고』(和漢藥考) 상·하 2권(南江堂)도 매우 유익한 책이었다. 또한 『한방의약대사전』(講談社)은 현대적 수법을 이용한 연구결과도 첨가된 훌륭한 책이라고 생각한다.

한방약 원료의 문제점

현재 한방생약에 대해서 첫째의 걱정거리는 방사능으로서 유럽이나 시베리아에서 생육된 약초 중에는 체르노빌의 원전 사고로 방사능을 다량 함유하고 있는 것이 있기 때문에 주의를 요한다.

두번째로 농약에 의한 오염 문제가 있다. 현재 사용하고 있는 약초 중에는 야생의 것을 채취하여서는 때를 맞추지 못하기 때문에 재배에 의존하고 있는 것이 있다. 인삼이 그 좋은 예이다. 인삼에는 벌레가 붙기 쉬워서 살충제를 사용하고 있는데 다른 일반의 한방약의 농약오염 등에 대해서도 사용 전에 조사하여 두거나 조사된 것을 매입할 필요가 있다. 농약 중에는 살포 후 땅속으로 스며들어 뿌리로부터 흡수되는 것도 있기 때문에 단순히 껍질을 벗기면 농약의 독성은 걱정하지 않아도 된다고 단언할 수 있을지 어떨지의 문제가 남는다.

셋째로, 한방생약은 그 당사자(혼자)가 복용해 보지 않으면 진짜 좋고 나쁜 것을 알 수 없다는 점이다. 의복 같으면 모양이 마음에 들지 않는다든가, 염색이 나쁘다든가로 사용 전에 제법 예상을 할 수 있으나 생약에서는 여러 가지 요인으로 효과가 변동된다. 예를 들면 보존기간이 짧은 것이 좋거나 반대로 채취한 후에 햇수가 경과된 것이 좋거나 하여 최적의 품질을 사용하는 것은 무척 어려워 의사나 약제사일지라도 상당한 경험을 지닌 사람이 아니면 어느쪽이 우수한지 말할 수 없는 경우도 있다.

네번째는 한방생약의 감별(鑑別)에 대한 것이다.

중국에서 천궁(川芎)이라고 말하는 식물과 일본의 천궁은 식물학적으로 다르다. 또 원래는 패랭이꽃과의 식물인 왕불류행(王不留行)이라는 생약을 시판품에서 조사해 보면 이름은 같으나 식물학적으로는 상이한 네 개의 과(科)의 것이 나돌고 있다.

더 까다롭게 말하면 1000년 이전과 현재 사이에는 같은 기원의 식물이라도 잡종이 생긴 것도 있다.

따라서 엄밀히 말하면 『상한론』(傷寒論)에 기재되어 있는 어떤 처방대로 탕액을 만들었다 해도 양귀비가 복용한 갈근탕과 자식부(紫式部)가 복용한 갈근탕이 생약학적으로는 전적으로 동일하였는지 어떤지는 비교검토하지 않으면 단정할 수 없다. 또 현재 시판되고 있는 생약류를 의사는 물론 약제사도 그 자리에서 정확히 감정

(음미)하는 것은 어려운 일이다. 하물며 문외한이 할 수 있는 일은 아니기 때문에 신용 있는 전문점에서 입수하는 길밖에 좋은 방법이 없다.

제약회사에서는 그 방면의 전문가가 감정하고 있겠지만 이것도 그 회사 자체를 신용하는 길밖에는 없다고 생각한다. 여하튼 제일의 근본이 확립되어 있지 않으면 그 뒤부터는 공론(空論)이 되기 때문에 사용하는 한방생약의 음미에 대한 점은 충분한 고려가 필요하다.

예전에는 생약도매상에는 한방약의 감정에 자세한 노인이 1명은 반드시 있어서 최종적으로는 그 사람에게 감정을 받도록 하였으나 현재는 그러한 능력을 갖춘 분이 적어져서 유감스럽다. 물론 충분한 과학적 측정기기를 설치하고 시간을 들이면 젊은 사람도 정확한 판정을 할 수 있겠으나 다년간의 경험으로 그 자리에서 원재료의 양부(良否)를 판별할 수 있는 사람이 감소하여 버린 것은 아쉽다. 필자 등도 한방약에 대한 실험을 하기 전에 그것에 사용되는 모든 생약을 먼저 쓰무라연구소의 사사키 이치로(佐佐木一郞) 선생에게 감정을 받은 후 실험에 착수하도록 하였고 7년 전에 그분이 사망한 뒤로는 오카다 미노루(岡田稔) 박사(식물학자)에게 음미를 의뢰하고 있다. 올바른 원료로부터 만들어진 것에 대해서 연구를 하지 않으면 아무리 고가의 기기와 많은 동물을 사용하여 행한 실험이라도 또한 그 결과가 정확하다 하여도 보편타당성이 결여될 염려가 있기 때문이다.

곰팡이나 세균에 의한 오염

더욱이 또 하나의 문제는 한방약 중에는 달이지 않고 그대로 분말로 만들어 복용하는 경우가 있는데 그렇게 되면 그 한방생약에 부착되어 있는 곰팡이나 세균이 그대로 체내에 들어가게 된다. 대

제 4 장 한방약의 원료 51

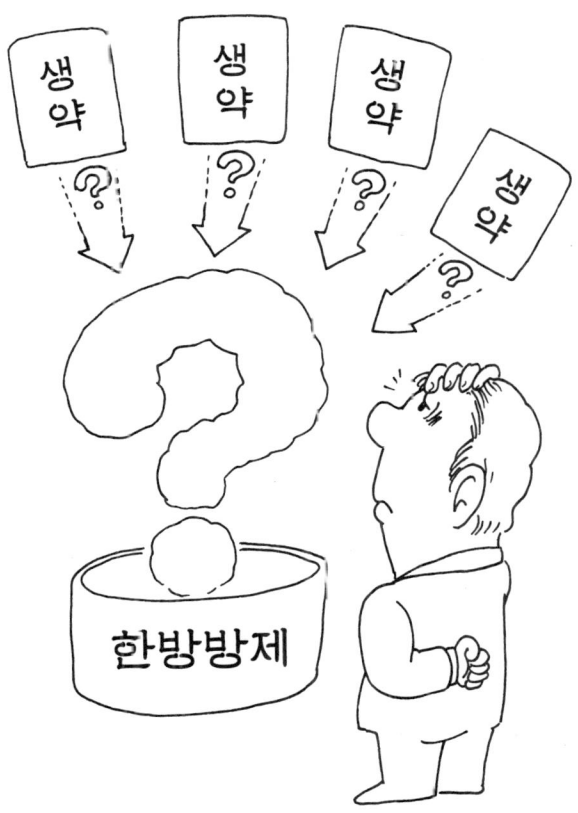

원료가 듬뿍되어 있지 않으면 아무것도 안된다.

부분의 균은 채취, 건조, 보존하는 동안에 죽어 버리지만 죽지 않은 세균도 다소 남아 있다. 그 중에는 달인 액에서도 세균이 발견된다. 특히 반드시 위생적으로 최적이라고 말할 수 없는 곳에서 가내 공업적으로 만들어진 한방약을 배양해서 조사해 보면 500~1000이라는 숫자의 대장균 콜로니(colony)가 하룻밤 사이에 배양기에 생겨 있어서 오싹하는 일도 있다.

또 곰팡이에서 아플라톡신(aflatoxine)이라는 발암성이 강한 물질이 생기는 일도 있다. 이것은 달이는 정도로는 변화하지 않기 때문에 달인 액이나 익스트랙트 분말에도 포함되어 무서운 결과가 나올 가능성이 있다.

현재의 법률 및 GMP(한방약제조지침)에는 이 세균수의 한도까지는 규정되어 있지 않으나 입으로 복용하는 이상 무슨 사고가 일어나기 전에 이러한 점에 제조업자 자신이 큰 관심과 책임감을 가지는 것이 필요함을 통감하고 있다.

언젠가 저명한 작가와 대담을 하였을 때 "한방약이 잘 듣는 것은 나자신 경험하였으나 한방약의 원료인 약초가 농약에 오염되어 있는 것은 아닌지 걱정이다"라는 질문이 있었다. 확실히 이것은 중요한 것으로 잘 질문하여 주었다고 생각하였다.

"내가 관계하고 있는 회사의 공장에서는 수입하고 있는 것에 대해서도, 국내에서 위탁재배한 것에 대해서도 각각의 생약마다 농약이 잔류하고 있는지를 반드시 조사하고 있으니까 안심하십시오"라고, 현장에서 확인하고 있기 때문에 자신있게 대답할 수가 있었다. 다른 회사의 것은 알 수 없으나 일본 국내의 제품에 대해서는 아마 마찬가지라고 생각한다.

한방약을 판매하는 기업이 그 제조공장의 원료검수 부분에 적어도 몇 사람의 식물학자(생약감식 능력이 있는 사람)를 두지 않고 있다면 아마도 이것은 이상한 것이 될 것이다.

단순히 도매업자가 이것은 순정품이라고 말하는 것만으로 과학적인 음미도 하지 않고 사용해 버린다면 그것은 무서운 일이다.

일반사람은 물론 한방약을 처방하는 의사들도 각 회사가 사용하고 있는 한방약의 원료는 하나같이 동일한 것은 없다는 것을 알고 있으며 이 점이 모두 화학적인 순품을 사용하는 서양약과 전혀 사정이 다르다는 것을 잘 이해하여 신뢰할 수 있는 회사의 제품을 사용하도록 마음으로부터 바라고 있다.

한방약제조회사의 설명서를 보면 이런저런 생약은 일본약국방(日本藥局方, 일본약전)에 적합한 것을, 이러저러한 생약은 국방외(局方外, 약전외) 생약규격에 적합한 것을 사용하고 있다, 라고 명시되어 있다.

그들 규격에 적합한 것을 사용하고 있다면 규격 그 자체에 느슨한 점도 있으나 현재 상황으로서는 의사도 환자도 그것으로 만족할 수밖에 없을 것이다.

유효성은 다음에 나오는 수치(修治), 보존과도 크게 관련되어 있다.

현재 상황으로는 중국산 생약의 대부분은 야생의 것이며, 재배하고 있는 약초는 몇 종류뿐이기 때문에 농약오염의 염려는 적다고 생각된다. 다만 수입한 방제제에 대해서는 균에 의한 오염과 함께 일단 주의를 하는 편이 무난하다.

제 5 장
한방약의 수치와 보존

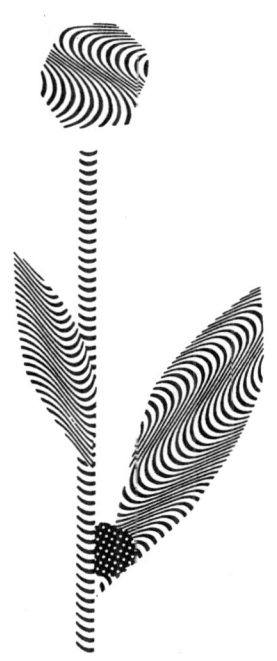

식물을 어떻게 유효하게 처리하는가

한방생약은 가까운 야산에 야생하고 있는 적당한 식물을 채취해서 건조시킨 것이다. 따라서 어떠한 시기에 채집하는가, 또 그것을 어떻게 건조시켜서 보존이 잘 될 수 있도록 하는가가 문제가 된다. 한방생약에는 채취한 그대로 가공하지 않은 것을 사용하는 일은 극히 적다.

통상 채취해 온 식물의 진흙을 떼어내고 멍석 위에 펼쳐서 일광으로 건조시키는데 그 전에 물로 잘 씻는 것도 있고 씻어서는 안 되는 것도 있으며 또한 한번 찌거나 볶거나 한 다음 건조시키는 것도 있다. 건조방법에도 여러 가지가 있어서 그늘에서의 통풍, 전열(電熱), 냉동건조 등 대상과 목적에 따라서 바뀐다.

다음으로 목표로 하는 식물을 채취한 후 어떻게 취급하면 유효한 생약이 되는가에 대해서 옛사람들은 몇만 번의 경험을 통해서 비교연구하였다고 생각된다.

그리고 그 풍부한 경험으로부터 각각의 채취품의 처리방법이 결정되어 왔다. 이것을 학문적으로는 '수치'(修治)라 말하고 현재는 수치학이라고 일컬어질 정도로 폭넓고 깊이 있는 학문이 되었다.

한방생약의 수치법(修治法)에 대해서 개략적으로 분류하면,
1. 물에 헹구거나 세척하는 등의 조작
2. 볶거나 굽는 등 직접 열을 가하는 조작
3. 삶거나 찌는 등 뜨거운 물, 수증기 등으로 처리하는 조작
4. 발효시키는 조작

등 여러 가지 방법이 있으며 자세히 말하면 약마다 처리방법이 다르다.

여하튼 이와 같은 조작에 의해서 단순히 원래의 식물을 건조만 시킨 것과 수치건조시킨 것은 작용이나 효능이 현저하게 변하는 것도 있다.

옛날사람이 지황(地黃)을 술로 찌면 전혀 다른 작용을 나타낸다는 것을 어떻게 발견하였는지 그 지혜에는 놀랄 뿐이다.

인삼이나 부자(附子)에 대해서는 현재도 계속 연구가 진행되고 있으며 수치가 확실히 중요한 조작이라는 것을 알게 된다.

일반적으로 수치의 이점은 다음과 같은 것에 있다.

1. 독성의 경감
2. 약효의 증가
3. 약효의 변화
4. 유효기간의 연장
5. 맛을 좋게 함
6. 쓰이지 않는 부분의 제거

현재 중국에서는 달여서 탕액을 만들 때에는 대부분 수치필(修治畢)한 생약을 사용하고 있다고 제약담당자는 말하고 있다.

그러나 일본의 많은 제약회사가 생약으로서 사용하고 있는 것은 중국에서 수치한 것을 사오는 것이 많고 자기회사에서 충분히 수치를 하고 있는 것은 그다지 많지 않다.

'증'에 맞는 한방방제를 투여하고 있는데도 그다지 효과가 나타나지 않는 경우에 그 중의 하나의 원인은 수치가 제대로 되지 않은 것을 사용하였기 때문인지도 모른다.

수치에 열심인 중국, 그다지 집착하지 않는 일본

에도(江戶) 시대까지는 일본의 한방의도 수치에 상당히 세세한 점까지 주의를 하였던 것 같다. 사진의 『포자전서』(炮炙全書)라는 것은 일본 겐로쿠(元祿) 시대(1688~1704년)에 교토(京都)의 한방의 이나노부 아키노부(稻宣彰信)가 그대까지의 중국 및 일본에서 시행되고 있었던 수치에 대해서 저술된 250권의 책을 통람(通覽)한 후에 474품목에 대해서 정리, 기재한 것이다.

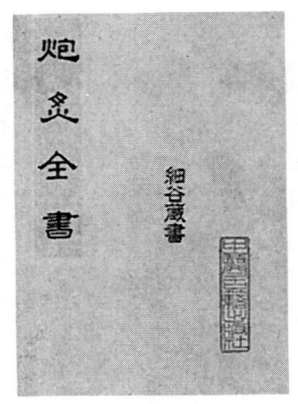

그림 5·1 『포자전서』

각각의 생약의 수치 및 적합성에 대해서 자세하게 기록하고 있다. 현재 중국에서는 이 책을 복각하여 생약을 만들 때 참고로 하고 있다.

현재 일본에서 수치를 충분히 하고 있는 것은 부자를 가열해서 화학적으로 독성성분을 분해하여 안전하게 한 '가공부자'(加工附子)와 지황(地黃), 인삼 정도가 아닐는지. 지황은 건지황(乾地黃)과 숙지황(熟地黃)을 처방상으로도 구별하고 있고 전자는 지황을 단순히 건조한 것이다. 숙지황은 생지황(生地黃)을 술로 몇 번이나 찐 것으로서 원래는 갈색이었던 지황이 새까맣게 변색하여 외면(外面)은 끈적끈적하고 단맛이 난다.

한방치료에서 건지황은 청량제(淸凉劑)로서 사용되고 숙지황은 온보(溫補)의 제제로 사용되고 있으며 양자는 분명히 반대의 작용을 노린 방제중의 구성생약으로 되어 있다. 따라서 지황에 대해서는 일본에서도 중국에서도 충분히 수치한 것을 사용하고 있다.

그러나 대부분의 생약을 수치하여 사용하고 있는 중국과 수치필의 것을 사와서 그것 이상 수치에 배려하지 않고 사용하는 일본은

제 5 장 한방약의 수치와 보존 59

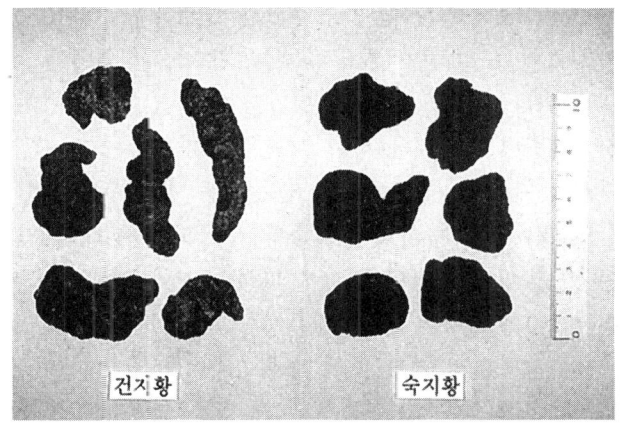

그림 5·2 건지황(왼쪽 : 다갈색)과 숙지황(오른쪽 : 칠흑색)

같은 처방이라도 효과에 차이가 생기는 것이 아닌가 염려가 된다. 이것은 간단히 결론을 낼 수 없으나 겐로쿠 시대에 상세히 저술된 책(『炮炙全書』)이 일본에서 출판되고 현재의 중국은 그것을 기준으로 하여 수치를 하고 있는데도 일본에서는 불과 몇 종류의 생약 밖에는 수치를 하지 않는 것은 아쉬운 느낌이 든다.

오사카(大阪)대학 약학부의 기타가와 이사오(北川勳) 교수는 수치에 대해서 많은 연구업적을 내고 있고 또 국립위생시험소의 하라다 다사토시(原田正敏) 부소장[전 치바(千葉)대학 교수]은 그 방면에 있어서도 권위자여서 수치에 대한 연구를 촉진 확대하여 줄 가능성이 있기 때문에 이 방면의 연구와 실시가 전개될 것을 기대하고 있다.

한방약의 보존법

다음으로 수치 후의 한방생약의 보전법인데 항온, 항습, 차광의 무균실에 보존할 수 있으면 이상적이다.

곰팡이방지제(劑)의 독성에도 주의가 필요하나 반대로 곰팡이를 방지하는 효력이 약하여 공기 중의 곰팡이가 생약에서 번식해서 아플라톡신이라는 맹독(猛毒)이 생기는 일도 있다. 물론 이것은 제약자측의 책임이고 그것을 사는 사람은 거기까지는 알 수 없기 때문에 역시 신뢰할 수 있는 업자를 선정하는 방법밖에는 없다.

더구나 그와 같이 하여도 공기중의 산소 등에 의해서 점차 영향을 받는 것도 있고 시간의 경과에 따라 효과가 떨어지는 것, 반대로 무용(無用)의 작용이 감소되어 가는 것도 있는 것 같다.

예부터의 경험으로 채취 후의 보존기간이 짧은 신품이 좋은 것과 보존기간이 긴 진구품(陣久品, 오래 묵은 것)이 좋은 것에 대해서는 다음과 같이 일컬어지고 있다.

   A. 신품이 좋은 것 : 자소(紫蘇), 박하(薄荷), 국화(菊花), 도화(桃花), 적소두(赤小豆), 괴화(槐花), 택란(沢蘭), 관동화(款冬花)

   계 8종으로 팔신(八新)이라고 일컬어지고 있다.

   B. 오래 묵은 것이 좋은 것 : 낭독(狼毒), 반하(半夏), 오수유(吳茱萸), 진피(陳皮), 지실(枳實), 마황(麻黃)

   이것을 육진(六陳)이라고 한다.

인삼에 대한 필자의 경험인데 한국서는 백삼(白蔘)은 신품이 좋다고 하여 가급적 신품을 사용하나 홍콩의 약종상에 가면 찌들어서 마치 햇수가 경과된 것처럼 생각되는 홍삼(紅蔘)을 안에서 가지고 나온다. 이것으로 생각하면 백삼은 팔신품에 가깝고 홍삼은 육진에 가까운 것으로 생각된다.

또 지황(地黃)이나 상백피(桑白皮) 등은 채집이나 수치를 할 때 쇠나 구리로 만든 기구를 사용하지 않는 것이 좋다고 한다. "인삼은 철을 기피한다"라는 것에 대해서는 찬성하는 자와 반대하는 자가 있어서 아직도 결판이 나지 않은 것 같다. 현재도 일본이나 한국에서는 인삼의 채취에서 수치까지 철기(鉄器)의 사용을 피하고 있는 곳도 있고 나도 그것을 현지에서 목격한 바가 있다.

이 점에 대해서 필자는 언젠가 도야마의과약과대학에서 개최된 화한(和漢)의약 심포지엄에서 질문을 한 일이 있는데 어느 분으로부터도 가르침이 없었다. 이러한 점들에 대해서 무언가 과학적 해명이 필요하다.

현대과학이 밝힌 쇼소인 생약의 보존효과

한방생약 중에는 오랜 세월 동안 보존할 수 있는 것은 어느 정도 경험적으로 알려져 있는데 최근 그 사실을 현대과학의 입장에서 도쿄대학 약학부의 시바다 쇼지(柴田承二) 명예교수 등이 확인하여 훌륭한 업적을 올렸다.

1948~49년에 시행된 쇼소인(正倉院) 약물조사(藥物調査)에 의해서 7, 8세기경에 당(唐)나라 시대의 중국에서 수입된 생약에 대한 연구가 행해졌다.

그 개요(概要)에 대해서는 '쇼소인 약물'로서 도쿄대학의 아사히나 다이히코(朝比奈泰彦) 교수를 반장으로 하는 연구반에 의해서 모든 내용이 밝혀졌다.

그러나 최근 그 일부에 대해서 아사히나 교수의 뒤를 이은 시바다 교수가 최신의 기기를 사용하여 정량화학적으로 거듭 검색한 결과 다음과 같은 것을 알게 되었다.

I. 인삼에 대하여

1200년 남짓 쇼소인에 보관되어 온 인삼에 대해서 그 주성분으로 되어 있는 9종의 '진세노사이드'의 함량을 측정한 결과 현재 시판되고 있는 인삼의 함량을 능가할 정도의 수치를 얻었다.

이것은 쇼소인에 보관된 인삼이 우수한 것이었음과 동시에 생약

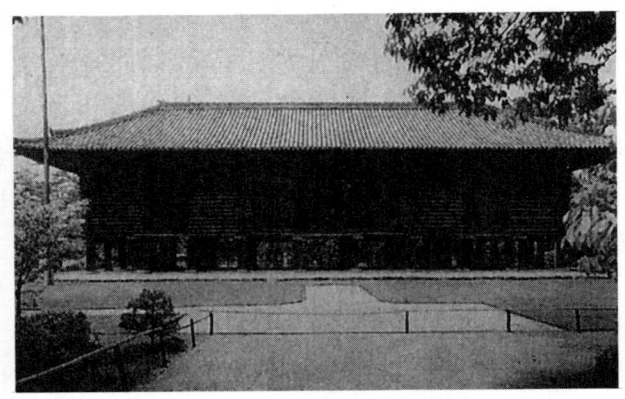

그림 5·3 쇼소인

쇼소인 : 일본 나라(奈良) 시대에는 중요한 창고를 쇼소(正倉)라 부르고 그 몇 개 동이 모여 있는 일곽(一郭)을 쇼소인이라고 하였다. 일본 나라에 있는 도다이지(東大寺)의 북서쪽에 위치한 쇼소인에 수납된 약물(藥物)을 쇼소인 약물이라고 함.

전체가 건조되어 다소 가볍게 되어 있기 때문에 현재의 인삼보다 1그램당의 성분함유량이 많이 나온 것으로 해석된다. 인삼의 성분은 보존상태가 좋으면 1200년 이상 경과하여도 조금도 줄지 않는다는 놀라운 사실이 밝혀졌다.

II. 대황(大黃)에 대하여

쇼소인 약물로서 남아 있는 대황은 금문(錦紋)대황이라고 일컬어지는 종류의 것으로서 그 사하성분(瀉下成分)인 '센노사이드'(sennoside) A 및 B는 각각 0.12%, 0.03%의 함량이어서 그 값은 현재 시판되고 있는 금문대황의 센노사이드 A, B의 함량 1.43~0.16% 및 0.81~0.11%와 비교하면 약간 적다. 그러나 센노사이드는 원래 비교적 불안정한 물질임에도 불구하고 천수백 년의 세월이 경과하여도 아직 상당한 양이 대황 중에 잔존되어 있는 것은 매우 흥미있는 것이다.

Ⅲ. 감초(甘草)에 대해서

감초에 대해서는 여러 가지 품종이 있고 1948~49년 당시는 당나라 시대의 중국에서 건너온 감초의 생산지를 추정할 수는 없었다. 그러나 이번의 연구에 의해서 감초의 주성분으로 되어 있는 '글리시리진산'(glycyrrhizic acid)의 함량은 매우 높고 또 '이소리쿠이치게닌'(isoliquiritigenin)이라는 물질의 존재도 현저하게 인정되었다. 그러나 쇼소인 감초는 껍질을 벗긴 것이기 때문에 이번에도 확실히 그 생산지를 확정하기까지는 이르지 않았으나 아마 동북(東北)감초, 서북(西北)감초라고 일컬어지는 것일 것이라는 데까지는 알게 되었다.

이와 같이 시바다 교수 등의 이번 연구에 의해서 실로 1200년 이상 옛날에 중국으로부터 일본에 도래한 한방생약이 외관뿐 아니고 화학적 성분까지 거의 변하지 않는(대황에서는 약간 줄었으나) 상태로 보존되어 있음을 알게 된 것은 참으로 경탄할 만한 결과라고 말하는 이외에는 달리 할 말이 없을 정도이다.

또한 이와 관련된 것으로서 필자가 생각나는 것은 '오가 연꽃'(大賀蓮)이다. 쇼소인 약물보다도 수백 년 더 오래된 시대의 연꽃씨를 오가 이치로(大賀一郞) 박사가 20세기가 되어서 파종(播種)했더니 발아(發芽)하고 성장하여 꽃이 피었다는 것은 놀라운 일이다. 아마 껍데기에 싸인 연꽃 씨 속에 일련의 효소군이 있어 그 활성은 산소나 질소 등에 의해서 영향을 받지 않고 몇천 년이나 내려왔을 것이다. 적당한 온도와 습도를 만나면 발아(發芽)작용을 나타내고 또 필요한 성분도 어느 정도 씨 속에 남아 있었기 때문에 발아 이후에 생장(生長)하고 꽃이 피었을 것이다.

지구상에 있는 대부분의 물질은 긴 세월 동안에 반드시 공기중의 산소에 의해서 산화되어 변화, 분해되어 가기 때문에 오래 보존하기 위해서는 진공으로 하거나 온도를 매우 낮게 유지하는 것이 보통이다. 그러나 인삼이건, 감초이건, 또 연꽃의 씨든, 또한 최근에는 차조기[紫蘇]의 씨도 특별히 산화에 대하여 예방조작을 하지 않는데도 1000년 이상이나 변하지 않고 그 활성을 유지하고 있다는 것은 대단한 것으로서 새삼스럽게 자연의 위대함을 실감하게 한다.

　다만 여기서 오해 없기를 바라는 것은 각종 생약을 혼합하여 달인 액은 이미 생물이 아니고 화합물을 혼합한 것이기 때문에 산소나 일광이나 온도에 의해서 영향을 받는다. 또 그것을 농축한 '○○탕 익스트랙트 제제'의 유효기간은 '3년 이내'로 되어 있기 때문에 제조 후 3년이 경과한 익스트랙트 분말이나 제제(製劑)는 될 수 있으면 빨리 사용해 버리는 것이 바람직하다.

제 6 장
한방약을 달이는 방법

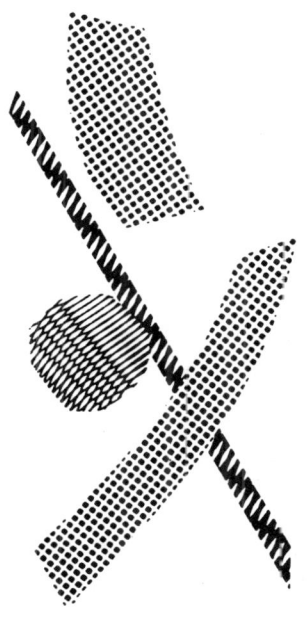

최근의 한방약은 인스턴트 커피 등과 마찬가지로 가루나 작은 입자로 되어 있는 것이 많고 1회분을 컵 가득히 뜨거운 물에 녹여서 마시든가, 입제(粒劑)를 직접 입 속에 넣은 후에 뜨거운 물을 마셔 구강 내에서 용액에 가까운 상태로 하여 복용하든가 한다. 그 때문에 환자나 가족이 한방방제를 스스로 달여서 복용하는 경우는 비교적 적은 것 같다.

그러나 한방약은 원래 자기가 달여서 복용해 온 것으로서 인스턴트 커피와 같이 마시는 방법은 원래의 용법은 아니었다.

한방약은 달여서 복용하는 것

중국에서는 한방약은 모두 병원에서 달여서 주거나 환자(의 가족)에게 달이게 하여 그 달인 액을 복용하도록 되어 있다. 일본에서도 도야마의과약대학 부속병원이나 기타사토대학 동양의학연구소병원을 비롯하여 한방전문의 병원이나 진료소에서는 입원환자의 몫은 병원에서 달여서 주고 외래환자는 받은 한방약(한방방제)을 자택에서 달여서 복용하게 되어 있다.

최근에는 '야쿠센'(藥煎)이나 '도로비'(文火) 등의 이름으로 전기적 조절이 가능한 질그릇 대신의 상품도 판매되고 있기 때문에 그와 같은 것을 사용하면 달이는 약도 그다지 귀찮은 것은 아니다. 특별한 주의사항이 없으면 일반적으로는 1일분의 방제에 500밀리리터의 물(또는 생약의 20배의 물)을 가하고 양이 절반 정도 될 때까지 50분 정도 끓인 후에 액을 걸러서 마실 수 있는 온도가 되었을 때 몇 회 분으로 나누어서 복용한다.

마시고 남은 것이 당일치이면 뚜껑을 덮어서 방에 두면 되는데 더운 여름철에는 식혀서 냉장고에 보존하여 두는 것이 좋다. 한방의학은 식히는 것이 전혀 발달하지 않았던 시대의 것이어서 음식물에 대해서도 냉각시켜 두었다가 사용하는 것에 대해서는 경험도

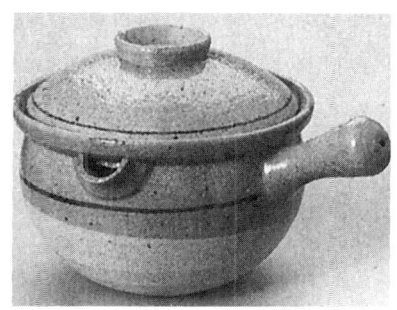

그림 6· 원래 이런 사기그릇으로 방제를 달인다.

기록도 없다.

고서(古書)가 보여주는 전제법(煎劑法)

『상한론』을 상세히 읽어보면 앞에서 말한 현재의 방법과는 제법 달라서 각각의 방제에 대해서 우선 가하는 물의 양이 다르다. 그 양은 여섯되[六升]에서 한말 두되[一斗二升]까지 이른다[당시의 중국의 한되는 234밀리리터, 일본의 한홉(一合, 180밀리미터)보다 많은 양에 해당한다. 한말은 한되의 10배].

생약에 대해서도 잘게 썰라고 지정하고 있는 것도 있고 어떤 생약을 먼저 끓이고 다음에 다른 생약류를 넣으라고 하는 것도 있으며 반대로 다른 생약을 달인 후에 나머지 생약을 가하여 단시간에 달이도록 되어 있는 것도 있다.

또한 모든 생약을 달인 후에 액만 별도로 다시 한 번 달이라(중전, 重煎)고 지정된 것도 있다. 달여서 농축시키는 정도도 감초마황탕(甘草麻黃湯)에서는 60%, 계지탕(桂枝湯)에서는 42%, 대황목단피탕(大黃牧丹皮湯)에서는 16%로 각각 농축하는 정도가 다르게 표시되어 있다.

따라서 정말 『상한론』의 기술(記述)에 충실하게 한방약을 달이려면 처방마다 물의 양이나 달이는 방법을 고려하지 않으면 안된다. 유감스럽게도 현재 약을 달이는 경우 거기까지의 배려를 하고 있는 곳은 전무(全無)상태인 것 같다.

  도쿠가와 막부 말의 사대(四大) 명의라고 일컬어진 기타무라 고소(喜多村拷窓)는 "사심탕(瀉心湯), 시호탕(柴胡湯)의 부류는 중전(重煎)하지 않으면 효험이 없다"라고 단언하고 있으나[가장 아끼고 존경하는 친구 하세가와 미쓰도(長谷川彌人) 교수에 의함] 현재 소시호탕(小柴胡湯)을 중전하고 있는 의사와 병원은 없는 것 같다. 농축시키는 정도에 대해서도 마찬가지다.

  『상한론』에 일부러 가하는 물의 양, 달이는 방법, 농축하는 방법, 복용량이나 횟수까지 방제마다 자세하게 적어 놓았는데도 그와 같은 설명을 무시하고 일반적, 공통적, 또한 간편한 방법을 채용하여 이것이 원래의 한방약이라고 하여도 좋은지 어떤지 조금 의문이 남는다. 현재의 달이는 방법으로도 두세 가지 주성분의 추출률(抽出率)을 조사해 본 바에 의하면 『상한론』에 기재된 방법으로 달인 것과 큰 차가 없다는 보고가 나와 있는 것도 알고 있으나 필자는 그것만으로는 불충분하지 않을까 생각하고 있다.

  증상(症狀)은 시간적으로 또한 개인적으로 다르기 때문에 어떤 한방약이 잘 듣지 않았다 하여도 어쩔 수 없으나 이제까지 말한 바와 같은 생약자체의 음미, 수치, 달이는 방법 등에 충분한 고려를 하지 않고 "한방약은 듣지 않는다"라고 단정하는 것은 곤란하기 때문에 일부러 고언(苦言)을 피력하고 있는 것이다. 될 수 있는 한 고서에 기술되어 있는 대로 한방전제(煎劑)를 만들어서 그것을 사용해 보고 판단해 주었으면 한다.

  더구나 한방을 오랫동안 전문으로 해온 사람도 "증이 맞으면 지금의 익스트랙트 제제로도 충분히 듣는다"라는 사람이 많고 문제는 오히려 '증'의 판정에 있다는 것 같다. 확실히 그것도 중요하다고는 생각하나 그 경우 복용하는 약 자체도 본격적인 것이었으면 하고 강력하게 생각하고 있다. "고서대로 하지 않아도 제법 듣습니다"라고 과학적인 비교도 없이 자기의 경험만으로 결론을 내고 그것이 기정사실처럼 되어 버리는 것을 필자는 염려하고 있다.

한방약을 달이는 방법의 문제점

마황이나 갈근(葛根)을 함유하는 방제를 달일 때에는 우선 마황이나 갈근을 먼저 달이고 그 후에 다른 생약을 가해서 달이도록 『상한론』에는 적혀 있다. 이것은 마황, 갈근을 다른 생약과 같은 시간 정도 달이는 것으로는 충분하게 유효성분이 전출(煎出)되지 않으나 다른 생약은 액량이 절반이 될 때까지 달이면 유효성분은 충분히 전출되기 때문이라고 해석하면 이해가 된다.

또 하나의 문제는 시호탕이나 사심탕 등을 달이는 경우에는 모든 생약을 30분 정도 달인 시점에서 생약을 전부 건져내어 버리고 전액(煎液)만을 다시 30분 정도 끓이는 '중전(重煎)'이라는 방법을 쓰는데 그 의의와 가치에 대한 것이다.

『상한론』의 태양병중편맥증정치중·제6(太陽病中篇脉證幷治中·第六)에는 다음과 같이 기술되어 있다.

"소시호탕은 시호(柴胡) 반 근(斤), 황금(黃芩) 세 냥(兩), 인삼 세 냥, 감초 세 냥, 반하(半夏) 반 근, 생강(生薑) 세 냥, 대조(大棗) 열두 개, 우의 칠미(七味)를 물 한말 두되로서 끓여서 여섯 되를 취하고 찌꺼기를 버리고 다시 달여서 세 되를 취하여 한 되를 온복(溫服)한다. 하루에 세 번 복용한다."

이에 대해서 기무라 히로아키(木村博昭) 씨는 "이 제제는 화해(和解)의 제제이고 찌꺼기를 버리고 다시 달일 때에는 약성(藥性)이 화합하고 강유(剛柔)가 상제(相濟)하며 구토(嘔吐), 애(噫, 트림) 등의 증세가 있어도 역하지 않고 잘 회복된다"라고 해설하고 있다. 기타무라 고소(喜多村拷窓)가 "사심탕, 시호탕 부류는 중전하지 않으면 듣지 않는다"라고 단언하고 있는 것은 그 자신 많은 경험으로 비교검토한 연후에 말하고 있는 것이 아닐까? 그렇지 않으면 단지 쓴맛이 줄었다고 말하는 것뿐일까?

현재 앞에서 말한 한방방제를 중전해서 투여하는 의사가 계시다면 중전을 하는 것이 더 효험이 있는지 없는지를 묻고 싶다. 이에 대해서는 아직 기초의학적인 방법의 연구가 되지 않고 있기 때문에 필자 등도 재검토하지 않으면 안될 것으로 생각하고 있으나 시호를 이루고 있는 성분의 대사(代謝)만으로도 큰 작업이 된다.

확실히 이들 방제 중의 모든 성분은 처음의 자불(煮沸)에 의해서 충분한 양이 전액 속에 녹아 나오지만 그 성분들을 다시 자불하면 그 전부 또는 일부가 다시 화학변화가 생겨서 보다 유효한 물질로 변하는 일은 없을까. 또는 생약을 제거하지 않고 그대로 계속 자불하고 있으면 다른 구성생약이 시호, 기타의 유효성분을 흡착하여 버린다든가, 효력이 없는 것으로 변하여 버리는 것은 아닐까. 하나의 생약중의 하나의 성분만을 정량하여도 다른 성분 사이의 변화는 알 수 없는 것이 아닌가 등의 여러 가지 의문이 남는다. 예전에 쓰무라연구소에서 해본 결과로는 소시호탕의 구성생약의 몇 가지 성분의 양이 한 번 달인 액에서도 다시 달인 액에서도 차이가 없었기 때문에 다시 달이는 것(중전)은 하지 않기로 한 것 같지만 다시 검토가 필요하다.

여하튼 기타무라 씨가 단언하는 것이기에 충분한 근거가 있었을 것이다. 다시 달이는 편이 잘 듣는다는 것을 알면 익스트랙트 분말을 만드는 데에도 중전(重煎)한 탕액으로 만든 것이 좋다는 것이 된다. 중국에서는 중전은 실제로 가끔 실시되고 있는 것 같다.

또한 한방생약 중에는 뜨거운 물을 스치는 것만으로 그 성분이 빨리 추출되는 것이 있어 그러한 것들은 질그릇 속에서 오래 끓이

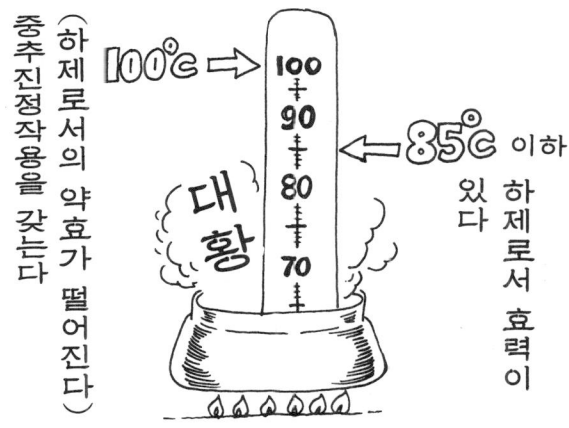

같은 대황이라도…

는 것보다도 현재 우리가 차를 끓이는 것처럼 뜨거운 물에 잠시 담가 드는 것만으로도 충분히 효과가 나타나는 것을 알게 된 것도 있다. 예를 들면 조등구(釣藤鉤)라는 생약은 혈압을 내리는 작용이 강한데 이것은 오래 끓이는 것보다도 큰 사기주전자에 뜨거운 물을 넣고 조등구를 넣어 잠시 후 찻잔에 부어서 마시는, 편이 효과가 잘 나타난다고 듣고 있다.

또 대황은 하제(下劑)로서 유명한데 이것은 85℃ 이상의 온도로 하여 끓이면 설사를 일으키는 성분인 센노사이드 A가 분해되기 시작하기 때문에 100℃에 가까운 뜨거운 물에서 오래 달인 것은 하제로서의 효과는 현저하게 감소된다는 것이 알려져 있다. 반대로 대황의 중추(中樞)진정작용을 이용하고 싶을 때에는 충분히 고온으로 끓이는 편이 불필요한 설사가 일어나지 않아 좋다.

전제 또는 익스트랙트제를 만드는 방법의 문제점

현재 일본약국방(JP)에 전제총칙(煎劑總則)이라는 규정이 있고 생약의 달이는 정도를 규정하고 있다. 또 이것에 따르면 전출(煎出)에는 생약의 19배의 중량의 물을 가하고 교반시키면서 30분간 달이도록 되어 있다.

다만 한방약을 공업적으로 생산할 경우에는 상기 규정의 다소간의 변경이 인정되고 있다.

원래 열에 저항하는 균이나 아포(芽胞)는 100℃에서 30분간 끓여도 사멸되지 않으며 곰팡이 중에도 열에 저항력이 있는 것이 있거나 유해물질을 산출(產出)하며, 산출된 그것들이 열에 의해서 영향을 받지 않는 것도 있기 때문에 한방약의 전제에는 주의를 할 필요가 있다.

전제를 익스트랙트 또는 분말로 하는 과정에서는 균과 곰팡이의 증식은 생각될 수 없다.

따라서 원료로 하는 생약이 균에 오염되지 않은 것을 선정하는 것과 곰팡이에 의한 생약의 변화 또는 유해물질생성 등이 없는 보존방법을 취하고 있는 것이 충분히 조사되어 있으면 이러한 오염은 염려할 필요가 없어진다. 그렇다고는 하지만 가내공업적으로 제조되거나 외국에서 만들어진 것에는 상당히 오염된 것이 있는 것도 사실이다. 이 점에서는 신용 있는 국내의 제품을 선택하는 것이 안전도가 높을 것은 확실하다.

또한 생약의 멸균방법 등에 대해서도 여러 모로 연구가 되고 있다. 간단유효하며 더구나 후에 그것이 전제에 들어가도 사람에게는 해가 없어야 되기 때문에 각 기업이 모두 그러한 보이지 않는 부분에 상당한 노력을 하고 있는 것을 전하여 주고 싶다.

익스트랙트제의 약점 ── 한방약의 불가사의

달이는 방법에 주의를 하는 것은 한방약의 효능에 영향을 주는 중요한 것이 되기 때문이지만 익스트랙트제 등처럼 대량생산할 때에는 반드시 그러한 세세한 배려를 할 수 없다. 이 점은 인스턴트 제품의 하나의 약점이다.

또 한 가지, 현재의 익스트랙트 분말(과립)에서는 처음에 결정된 일정한 처방에 따른 동일한 것이 한번에 몇만 몇천이라는 수로 만들어지고 있다. 따라서 그 속에 있는 어느 생약만을 늘리거나 줄이거나 할 수 없다.

이 환자에게는 이 생약만 늘려서 투여하고 싶다고 생각하여도 별도로 만들어진 그 생약만의 익스트랙트계가 있어 그것을 가하면 다소의 보전(補全)은 되지만 그러한 것은 없고, 또한 익스트랙트로 된 것으로 보충하면 충분한 효과가 나타나지 않는다.

통상 사용되고 있는 한방생약의 수는 200종 남짓 되기 때문에 각각의 생약의 익스트랙트 분말을 미리 만들어 두고 옛날부터 잘 듣는다는 방제의 구성생약과 같은 비율이 되도록 혼합 익스트랙트를 만들어서 투여하면 좋을 것 같으나 그것은 그렇지 않다. 생약을 섞어서 달여 만든 익스트랙트보다도 분명히 효능이 떨어진다.

이에 대해서는 필자들의 연구실에서도 다른 대학의 연구실에서도 상이한 한방방제에 대해서 많은 실험이 시행되었는데 동일한 결론이 나왔다. 여기에 한방약의 묘(妙), 또는 불가사의가 있다.

달이는 방법의 장(章)에서 조금 벗어나는 것까지 언급하였으나 이 언저리가 한방약의 한방약다운 중요한 부분이라고도 생각된다.

기성복이냐 맞춤복이냐

단지 오해를 받으면 곤란하기 때문에 마지막으로 한마디해 두고자 한다. 독자 중에는 한방약은 집에서 달이는 것이 좋다고 말하지만 주간에는 직장에서 근무해야 하므로 그러한 느긋한 일은 할 수 없고 만든 전액을 근무처까지 지참하는 것은 보통일이 아니어서 그것도 실행할 수 없다고 생각하는 사람이 많다. 그것은 당연한 것

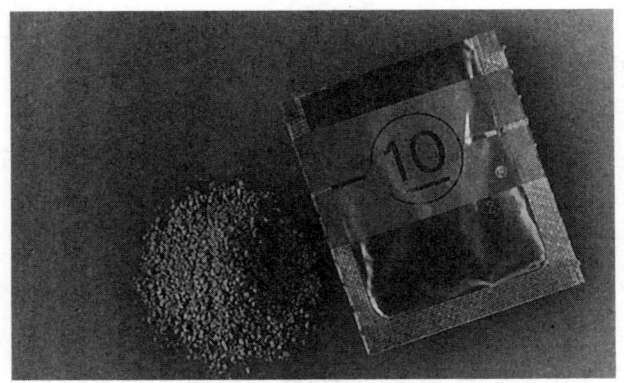

그림 6·2 한방 익스트랙트제(劑)의 예

이다.

 앞에서 말한 의견은 예컨대 양복을 만들 때는 주문하여 만든 양복이 몸에 잘 맞는다는 당연한 것을 말하고 있는 것으로 대부분의 사람은 기성복으로 견디고 있는 것이 현상황이기 때문에 그것에 너무 집착하면 양복을 살 수 없게 된다. 한방약의 효과를 충분히 발휘시키기 위해서는 달이는 방법 전반에 대해서 어떠한 배려가 필요한가를 논한 것이므로 실제로 달인 한방약은 좋으나 익스트랙트제는 안된다고 결론을 내리는 것은 단락적(短絡的)이다. 이것은 양복은 맞춤복이 아니면 안된다는 것과 같은 생각이다.

 익스트랙트제에는 약점을 보완할 만큼의 편리함이 있다. 그래서 많은 의사들이 사용하고 의료보험에도 채용되고 있는 것이다. 동시에 최근에는 기성복이라도 각종 치수의 것을 만들어서 몸에 잘 맞도록 하고 있는 것처럼 익스트랙트제도 어떤 생약을 제외시키거나 어떤 생약을 가하거나 하여 여러 가지 처방의 것을 만들고 달이는 방법에도 배려를 하여 고서에 기재된 전제에 가깝도록 하는 노력을 끊임없이 하고 있다. 더욱이 "약은 양복과 달라서 생명에 관계

제 6 장 한방약을 달이는 방법 75

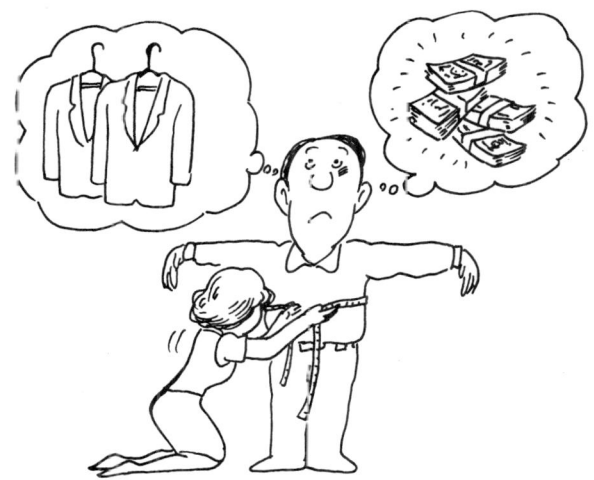

맞춤복이 좋은 것은 알고 있으나 맞춤복만으로는 꾸려나갈 수 없다

되는 것이므로 조금이라도 잘 듣는 것이 좋다, 가격 등은 문제가 아니다"라고 생각하는 사람이 있다면 그러한 사람은 귀찮아도 최대의 배려를 한 전제를 스스로 만들어서 복용할 것을 권한다.

제 7 장
한방약을 복용하는 방법
—복용시의 유의점

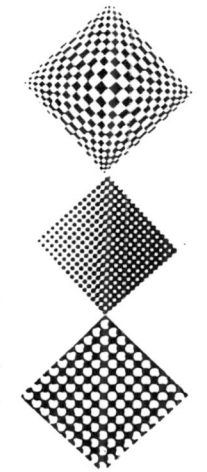

어떠한 상태의 전액(煎液)을 복용하는가

병원이나 약국에서 받는 약봉지의 표면에는 1일 ㅇ회 각 1포를 식전(식간·식후) 복용 등이라고 적혀 있다. 또한 식전은 식전 60분, 식후는 식후 30분, 식간은 식후 2시간이라고 설명하고 있는 것도 있다.

여기서는 먼저 한방약을 복용하는 방법을 생각해 보자.

이 경우 그것이 익스트랙트(분말)제이면 다른 서양약과 마찬가지로 복용하면 된다. 약을 먼저 입에 넣고 다음에 물을 마셔도 되고 약을 따뜻한 물에 녹여서 그것을 마셔도 마찬가지 결과가 된다.

달인 한방약액을 마시는 경우도 마찬가지로서 될 수 있으면 너무 식기 전에 마시는 것이 좋다. 남은 전액은 뚜껑을 덮어 두었다가 다음 번에 마신다. 다만 여름처럼 실온이 높으면 아침에 만든 전제가 저녁에 맛이 다소 변하는 일도 있기 때문에 냉장고에 넣어 두는 것이 좋을 것이다. 다만 마실 때에는 너무 차가운 것은 바람직하지 못하다. 또 얼음을 넣은 물로 마시는 것은 좋지 않다.

한방에서는 차게 해서 마신다는 생각이 없었던 것 같다.

다음으로 한방의 전제(煎劑) 3일분 정도를 한꺼번에 만들어서 냉장고에 넣어 두고 필요한 액량을 차례로 복용하는 것은 어떠냐고 질문을 받으면 조금 대답이 곤란하다. 필자 자신도 한방약을 달여서 복용하는데 모두 그 당일에 만든 것을 복용하고 있고 냉장고에 이틀 사흘 넣어 두고 복용한 경험이 없다. 한방방제 중에는 석고(石膏)와 같이 액이 뜨거울 동안에는 녹아 있어도 액이 식어지면 석출(析出)하여 가라앉는 것이 있다. 또 석고뿐 아니고 생약성분 중에도 냉각에 의해서 가라앉거나 화학적으로 변화하는 것을 생각할 수 있다.

따라서 귀찮아도 전제는 매일 만들어서 복용하는 것이 좋다고 생각한다. 몇 일 분을 달여서 냉장고에 넣어두고 조금씩 복용하는 것에 필자는 찬성할 수 없다. 그렇게 하여도 좋다면 큰 병원 등에서는 자주 쓰이는 탕액에 대해서는 몇 일 분을 미리 만들어서 냉각시켜 두고 환자가 지참한 보온병에 필요량을 넣어서 주면 좋을 것이지만 아직도 그러한 방법을 채택하고 있는 곳은 없는 것 같다. 가령 그러한 경우가 있다 하여도 냉장고 속에서 식은 전액을 그대로 마시는 것은 분명히 바람직하지 못하고 적어도 체온 정도로 덥혀서 마시도록 할 필요가 있다고 생각한다.

원래 한방약은 달인 액이 마실 수 있을 정도까지 온도가 내려가는 것을 기다려서 마시게 되어 있는 것이기 때문에 차게 된 것, 오랫동안 냉장고에 있었던 것은 알맞은 약이라고는 말하기 어렵다고 생각한다. 그렇지만 이 장(章)을 쓰면서 이 점은 다시 한 번 실험을 해볼 필요가 있구나라고 생각하고 있다(방제에 따라서 다를지도 모르나 이 점에서는 익스트랙트 분말은 수년간은 거의 품질이 변하지 않기 때문에 확실히 편리하다).

언제 복용하면 좋은가

다음은 한방약 복용의 시각에 대한 것인데 많은 한방약은 식전에 복용하도록 되어 있다.

이것은 위(胃)가 비어 있는 편이 빨리 효과가 난다고 생각하였기 때문인 것으로 생각된다. 확실히 전날밤 절식(絶食)시켜 둔 쥐(rat)의 위(胃)에 한방약을 주입하면 그것들은 매우 빨리 장(腸)까지 들어간다. 한방약에서 색깔이 있는 것을 위에 주입한 후 개복해 보면 5분 후어는 빠르게도 십이지장까지 들어가 있는 것을 분명히 알게 된다. 한방약은 효능이 늦게 나타난다고 일컬어지고 있으나 장에서 화학변화를 받지 않고 흡수되는 성분의 흡수는 제법 빠르다.

다만 상당수의 한방약의 성분은 장에서 여러 가지 화학변화를

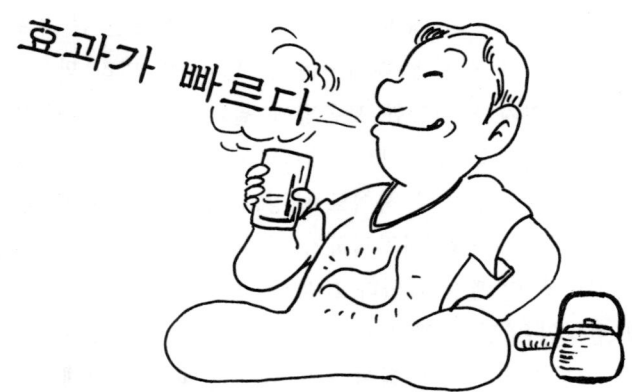

한방약도 빈속에는 효과가 빠르다

받은 후에 비로소 흡수되는 물질이 되기 때문에 그것들의 효과가 나타나는 것이 부득이하게 약간 늦다.

 그런데 술을 빈속에 마시면 곧 취하는 것처럼 한방약도 식전에 위가 비어 있을 때에 복용하면 빨리 효과가 나타난다. 그러나 다른 측면에서 생각하면 비어 있는 위의 점막(粘膜) 전면에 한방약이 직접 닿기 때문에 위에 좋지 않은 영향을 미치는 것도 있다. "한방약을 복용하면 위가 나빠져서 곤란하다"라고 호소하는 환자가 적지 않다. 특히 지황(地黃), 당귀(当帰), 갈근(葛根) 등을 함유하는 방제에서는 그러한 호소가 있다.

 그래서 그러한 사람은 오히려 식후 30~40분쯤 위에 아직 음식물이 남아 있는 동안에 한방약을 복용해 보면 어떨지. 음식물에 의하여 약이 직접 접촉하는 위점막의 면이 적게 되어 "위가 나빠졌다"는 느낌이 없어지는 일도 있을 수 있으리라고 생각된다.

 또 하나의 별개의 문제도 있다. 그것은 위내의 산도(酸度, 수소이온농도)에 대한 것이다. 위 속의 산도는 상당히 높아서 공복에는 pH1.7 정도이다. 그것이 식후에는 상당히 낮아져서 pH5.0에서 6.0

정도까지 된다. 그리고 한방전액에 의해서 이 위 속의 산도가 영향을 받는 정도가 여러 가지로 달라진다. 또한 위벽에서는 점액(粘液)이 나와서 방어작용을 발휘하고 있는데 그 점액의 분비(分泌)도 사용하는 한방약에 따라서 달라진다.

한편 한방약전액의 산도도 방제에 따라서 다르다.

따라서 위를 보호한다는 점에서 생각하면 방제마다 대응책이 달라져야 하기 때문에 익스트랙트제의 설명서에 일정량을 미지근한 물에 녹였을 때의 pH값 등도 기재되어 있으면 좋을 것이라고 생각한다.

한방약 복용 후의 유의점

식후에는 차를 마시는 사람이 많기 때문에 차(茶) 속의 탄닌과 결합해서 용해성이 나빠지는 철제(鉄剤)나 알칼로이드(alkaloid)를 많이 함유하는 탕제는 식간(食間)에 복용하는 것이 좋을 것이다.

또 마황(麻黄)은 한방치료 중에서도 중요시되고 있는 생약이지만 이것은 중추신경 흥분작용을 갖는 에페드린(ephedrine)을 함유하고 있기 때문에 사람에 따라서는 갈근탕(이 속에는 마황이 들어 있다)을 복용하면 잠을 못 이루는 일이 있다.

필자 등이 실험한 결과로는 쥐에게 갈근탕을 투여하고 15분마다 혈중의 에페드린의 농도를 측정한 결과 복용 후 30분에서 90분 정도까지 사이가 가장 높고 복용 후 4시간이 경과하면 거의 검출되지 않을 정도로 감소되어 있었다. 이 결과를 사람에게 적용할 수 있다면 갈근탕은 취침 4시간 이상 전에 복용하면 불면(不眠)을 가져 올 염려는 없을 것으로 생각한다.

또 그래도 여전히 잠을 이루지 못한다면 갈근탕 대신에 시호계지탕(柴胡桂枝湯)을 복용하는 것도 하나의 방법이라고 생각하나 땀이 나오는 등의 별개의 문제가 있기 때문에 의사와 상의 바란다.

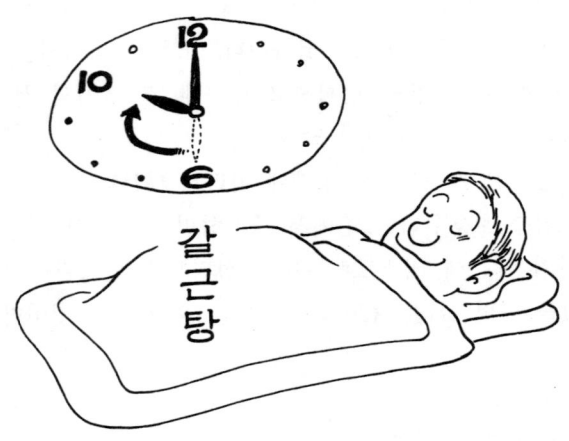

갈근탕의 복용은 취침 4시간 전에

또 사람의 혈압은 통상 오전 4시경에 가장 낮기 때문에 서양약이든 한방약이든 강한 혈압강하제를 취침 전에 복용하는 것은 삼가하는 편이 좋다는 것을 부언해 둔다.

한방약과 식사시간의 관계

아침, 점심, 저녁으로 하루에 세 번 식사를 하게 된 것은 일본에서는 가마쿠라(鎌倉) 시대 후인 것 같은데 중국에서는 어느 시대부터인지 필자는 알지 못하지만 『상한론』 등에 적혀 있는 시대에는 아직 하루 두끼(一日二食)였다고 생각된다. 그렇게 되면 식전, 식후라 하여도 1일 2회 복용하는 것이 된다.

『상한론』 중에는 1일 2복(服)으로 되어 있는 예도 있고 증상이 호전되면 1복으로 하고 상태를 보라고 하는 것도 있기 때문에 한방약은 모두 1일 3회 복용하는 것이다라고 생각하지 않는 편이 올바른 것이다.

그러나 69쪽에 기재한 바와 같이 '소시호탕'은 "하루에 세 번 복용한다"라고 분명히 적혀 있으므로 소시호탕은 아침, 점심, 저녁 세 번 복용하여야 할 것이다.

그런데 현재는 많은 사람이 아침식사는 오전 7시에서 8시경, 점심식사는 12시에서 오후 1시경, 그리고 저녁식사는 오후 6시경에서 8시경에 하는 것 같다.

이것을 기준으로 하여 생각하면 아침식사와 점심식사 사이는 5시간, 점심식사에서 저녁식사까지 사이는 6~7시간, 저녁식사에서 다음날 아침식사까지 사이는 12시간이라는 계산이 된다. 저녁식사와 아침식사 사이에는 잠을 자고 있는 시간이 7시간 정도 있으나 소화기는 그 동안 전적으로 쉬고 있는 것은 아니다. 언뜻 보아도 아침식사와 점심식사 사이의 시간이 짧고 저녁식사에서 아침식사까지의 시간이 너무 길다.

식후 30분 복용이라고 적혀 있는 약을 지시대로 복용하면 약에 따라서 효과시간에 장단(長短)이 있으나 아침식사 후 30분에 복용한 약은 12시 30분 정도까지는 효력이 있고, 점심식사 후 30분에 복용한 약은 오후 6시경까지 효력이 있을 것이다. 그러나 저녁식사 후 복용한 같은 양의 약이 다음날 아침 7시 30분경까지 12시간이나 효력이 있다고는 생각하기 어렵다(체내에 축적되는 약은 별개이지만).

항생물질과 같이 혈중농도와 약물의 효과가 비례하는 약은 6시간마다라든가, 8시간마다라든가 지시되어 있으나 한방약에 대해서는 연구가 불충분하여 약효의 지속시간에 대한 지시가 없다. 장래에는 한방약에 대해서도 약마다 복용시간에 대하여 과학적 근거에 바탕을 둔 지시가 있어야 한다고 생각하지만 아마도 개인차가 상당히 크기 때문에 그것을 결정하는 것은 어려운 작업이 될 것이다.

복용방법에 대하여

입으로 복용할 때 쓰거나 맛이 나쁘거나 하면 '오블라토'[oblato, 녹말로 만든 얇은 원형 박편(薄片) 또는 삼각형의 낭체(囊體), 먹기 어려운 가루약을 싸서 먹는데 사용함]로 싸서 복용하는 사람이 있다. 그것도 나쁘지는 않지만 일부의 약(기침약, 위장약 등)에서는 쓴맛 그 자체가 입에서 식도를 통해서 가는 것이 약의 효능에 영향을 미친다는 실험결과도 보고 되어 있기 때문에 도저히 복용할 수 없으면 부득이 사용해야 하나 가능하면 오블라토로 싸서 복용하는 것은 지양하는 것이 좋다. 다만 오블라토에 싸지 않으면 절대 복용할 수 없는 경우에는 오블라토에 싸서라도 투여하는 것이 복용하지 않는 것보다는 훨씬 낫다.

또한 최근에는 한방 익스트랙트를 캡슐(capsule)에 넣어서 판매하고 있는 것도 있으나 캡슐은 눌어 붙기 쉬워 목구멍이나 식도에 붙어버릴 염려가 있기 때문에 충분한 양의 물로 목구멍을 적시면서 차례로 복용하면 좋을 것이다. 한방 익스트랙트제는 서양약과 비교하면 양이 많고 1회에 복용해야 할 캡슐의 수가 상당히 많아지기 때문에 앞에서 말한 주의가 특히 필요하다. 또 정제(錠劑)와 캡슐제는 가급적 누운 채로 복용하지 말고 일어나서 복용하고 될 수 있으면 10분 정도 그대로의 자세로 있으면 식도를 손상시키지 않아서 좋다고 하는 보고도 있다.

현재 판매되고 있는 한방약의 익스트랙트는 분말이나 과립(顆粒)이 많은데 이것을 복용하는 경우에 백탕(아무것도 첨가하지 않고 끓인 물)에 녹여서 복용하느냐, 약을 먼저 입에 넣고 그후에 찬물이나 따뜻한 물을 마시느냐, 어느쪽이 좋으냐고 하는 질문을 받은 일이 있으나 이것은 큰 차이가 없다고 생각한다. 원래는 달인 약을 복용하게 되어 있는 것이므로 전자가 옳다고도 생각되지만 녹인 액의 맛이 나쁜 경우에는 후자의 방법이 마시기 쉬울 것 같다.

마지막으로 복용하는 약의 양도 문제가 있다. 현재 판매되고 있는 한방 익스트랙트제는 대략 하루에 한포(包)를 3회 복용하는 것을 기준으로 해서(예외가 있음) 만들어져 있기 때문에 그것을 줄이거나 늘이는 일은 그다지 없으나 의사가 '증'에 따라서 증감시키는 것은 당연하며 필자는 그것이 의사로서의 실력의 우열을 가름하는 분기점이라고 생각하고 있다.

이 장(章)에서 필자가 말하고 싶은 것은 한방약은 식전, 식후에 구애될 것은 없다. 위가 나빠질 것 같으면 식후라도 지장이 없다. 복용하면 위가 나빠지는 경우 이외에는 식사와 연관은 무시하고 가급적 복용과 복용 사이의 간격차가 없도록 하였으면 하는 것인데 더구나 한방약이는 효과는 비슷하지만 사람마다 부작용이 다른 것이 있으므로 그다지 효과가 없거나 부작용이 나오거나, 냄새만 맡아도 토할 것 같은 기분이 생기거나 하는 경우에는 서슴치 말고 의사에게 이야기해서 약을 다른 것으로 바꾸는 것이 좋다는 것을 추가하여 둔다.

또한 현재 일본에서 사용되고 있는 한방 익스트랙트제의 양은 중국에서 처방되고 있는 생약량에 비하면 상당히 적은(1/2에서 1/3) 것이다. 물론 약용량(藥用量)은 인종에 따라 다르다는 것은 잘 알려져 있는 사실이지만 일본에서는 '안전제일'을 고려해서 효능이 나오는 최소한도를 조금 상회하는 양을 한포(包)로 결정하고 있는 것 같다. 따라서 부자(附子)라든가 감초 등에 대해서는 조심하지 않으면 안되지만 2~3일 복용해도 그다지 효과가 없는 경우에는 반드시 의사와 상의해서 복용량을 늘리는 것을 고려해도 좋지 않겠는가라고 필자는 생각하고 있다.

제 8 장
한방의 진단과 치료

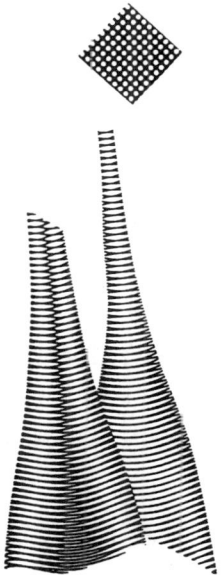

한방 진단의 특징

서구식의 질병 진단은

(1) 안색을 본다, 대화를 한다, 혀를 본다, 눈의 결막(結膜)을 본다라는 외관적인 증상부터 시작한다.
(2) 다음으로 맥(脈)을 짚은 후 가슴, 폐부(肺部) 및 심장의 타청진(打聽診)을 한다.
(3) 복부를 만져서 압통점(壓痛点)은 없는가 또 간장, 신장이 밖에서 만져지는가 어떤가를 살핀다.
(4) 그리고 양하지(兩下肢)의 상태를 본 후에 슬·개·건(膝·蓋·腱)의 반사 등을 보고 일단 마친다.

물론 환자가 특히 고통을 호소하는 곳이 있으면 그곳은 면밀히 본다.

그렇다면 한방의 진단은 어떠한가. (1)에 대해서는 거의 같다. 다만 각각의 정도는 한방쪽이 면밀하다. 혀의 색깔 등도 상세하게 기록한다. 한방의학에서는 이것들을 망진(望診), 문진(問診), 문진(聞診)이라고 말한다.

크게 틀리는 것은 (2)와 (3)으로서 한방에서는 이것들을 절진(切診)이라고 말하는데 우선 맥을 중요시한다. 『상한론』에서는 맥을 26종으로, 동양의학회 용어집(用語集)에서는 23종으로 분류하고 있고 오쓰카 게이세츠(大塚敬節) 선생은 기본이 되는 맥은 18종이라고 말하고 있다. 현재도 중국의 대가가 되면 맥을 20종류 이상으로도 구별하여 그 조합(組合)으로부터 대부분 맥만으로 절진한다고 듣고 있다. 일본에서는 그만큼 자세한 구별은 하지 않고 있으며 맥진만으로 진단을 해버리는 의사는 없는 것 같다.

여하튼 한방의는 맥을 면밀하게 본다. 그 맥의 상태가 한방의학에서 말하는 '증'을 결정하는 큰 요소가 된다['증'에 대해서는 다음 장(章)에서 필자의 독자적인 의견을 상술하겠다].

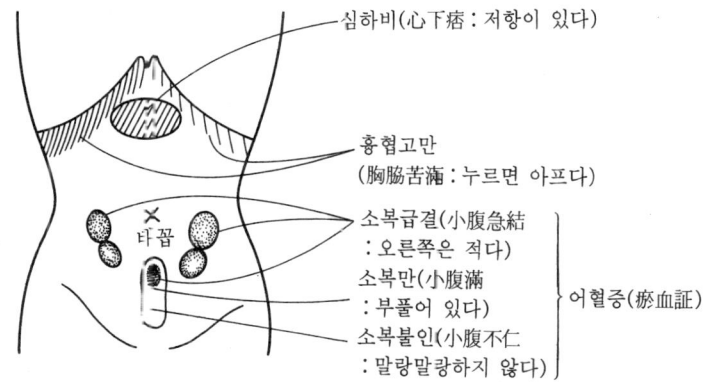

그림 8·1 복진의 부위(部位)와 진단

다음으로 일본의 독특한 진단법이라고도 말할 수 있는 진단법에 (3)의 복진(腹診)이 있다. 복진은 서구식과는 달리 두 발을 뻗은 상태에서 배를 촉진(觸診)하면서 압통점이나 응어리가 있는 점이나, 지나치게 말랑말랑한 부분을 자세히 살핀다(마지막으로 무릎을 굽혀서 배를 움푹하게 한 다음 다시 한 번 촉진을 한다).

이것이 왜 일본에서만 발달하였는지는 잘 알 수 없으나 중국 여자는 살갗을 만지는 것을 싫어하기 때문에 복진이 발달하지 못하였고 일본에서는 맥보다도 배를 면밀히 눌러보면 병의 증상을 잘 알 수 있기 때문에 이것이 대대(代代)로 의사의 구전(口傳)에 의하여 이어져 왔으며 복진법의 책도 나올 정도로 발달한 것이라는 설도 있다.

일본에서 한방을 전문으로 하고 있는 의사는 진찰기록에는 반드시 이 복진의 사항이 상세하게 기재되어 있다. 중의학은 별개로 하고 복진결과를 기재하지 않는 의사는 한방의가 아니라고 단언할 수 있을 정도이다. 복부(腹部) 그림을 그려서 압통점(壓痛点), 저항점(抵抗点, 선) 등을 표시하고 있다.

또한 땀이 나는가 나지 않는가, 입이 마르는가, 어깨가 뻣뻣해지는가, 몇일간 변비가 있는가라든가, 목구멍에 무엇이 걸려 있는 느낌이 있는가 없는가라든가, 서양의에서는 그다지 들을 수 없는 질문이 여러 가지 나오는 것도 한방진단의 특징이다.

서구식 진단·치료도 병행하여야 한다

그 이외는 한방도 양방(洋方)도 그다지 큰 차이는 없다. 현재 한방의는 모두 서양의학의 교육을 받고 국가시험도 합격하고 있기 때문에 요, 혈액 등의 현미경적인 변화, 생화학적인 변화, 뢴트겐(Röntgen), 심전도(心電圖), 기타의 서구식 진단방법을 가능한 한, 채택하고 있을 것이다.

다만, 아직도 한정된 수량밖에는 없는 최신의 진단용 기기[컴퓨터단층촬영(computerized tomography) 또는 자기공명영상(Magnetic Resonance Imaging) 등]를 갖추고 있지 못한 곳도 있다. 그러나 관련이 있는 대학병원이나 검사기관과 연계하여 많은 검사성적을 참고로 하여 진단, 치료를 하고 있는 한방의라면 안심하고 진료의뢰를 해도 된다고 필자는 생각한다.

요중에 나오는 단백의 양이라든가, 혈액 중의 당분의 양이라든가, 백혈구의 종류라든가, 또한 어떤 종류의 효소 활성의 고저(高低)라든가, "그러한 것은 무의미하다, 병만 나으면 된다"라고 말하는 한방의사도 일부 있으나 그러한 의사는 멀리하는 것이 좋다고 필자는 생각한다. 이와 동시에 의사의 진단도 받지 않고 증상만을 알려서 처음부터 약방에서 한방약을 택하는 것은 찬성할 수 없다.

한방에서는 어떠한 한방약을 투여하여야 할 것인가의 판단은 맥진(脈診)과 복진(腹診)이라는 절대 불가결한 절진(切診)을 한 후 결정하는 것이기 때문에 법규상 환자의 몸을 접촉하여 진단하는 것이 인정되지 않는 약제사가 적당한 한방약을 선정할 수 있다고

제 8 장 한방의 진단과 치료 *91*

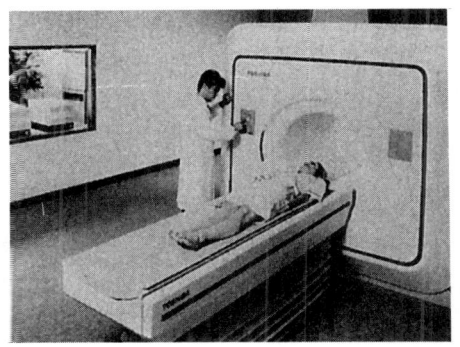

그림 8·2 최신 진단용 기기(MRI)

는 생각되지 않기 때문이다.

 물론 한번 의사로부터 한방처방을 받고 그것을 복용하고 있었더니 몸의 상태가 좋아진 경우에는 그후 일정기간 같은 약을 약방에서 조제해 오는 것은 좋은 일로서 오히려 권장하고 싶다.

 다만 이것은 필자 자신의 경험에서 터득한 것인데 처방조제의 경우 한방생약 중에는 딱딱한 껍데기에 싸여 있어 그대로 30분, 60분 동안 끓여도 전혀 영향이 없는 것, 예컨대 괄루인(括樓仁)과 같은 것이 있다. 처방에 괄루인이라고 적혀 있어도 살짝 볶은 후 그 겉껍데기를 부수어서 넣지 않으면 안된다. 왜냐하면 껍데기가 붙은 채로 괄루인을 암만 달여도 아무 소용이 없기 때문이다.

 의사도 약제사도 조제를 할 때에는 여러 가지 생약 성분이 잘 전출(煎出)되는 상태로 만들어서 환자에게 투여하는 배려가 필요하다. 또한 처방을 하는 의사도 단순히 생약이름을 적는 것만이 아니고 괄루인 10그램이라고 적었다면 괄호를 해서 충분히 부수어서 투여할 것이라고 주의를 주는 친절이 필요하다. 또 행인(杏仁)은 이미 씨[仁]로만 되어 있기 때문에 문제는 없으나 괄루인 등에서는 껍데기가 붙은 중량인지, 씨[仁]만의 중량인지를 처방에 명시하면 착오가 생기지 않아 좋을 것으로 생각된다.

비정상적으로 한방 쪽에 치우친 사고(思考)를 갖지 않은 의사라면 필요하다고 여겨지면 항생물질 등도 서슴치 않고 처방할 것이고, 한편 암만해도 GOP, GTP(간기능과 밀접한 관련이 있는 효소의 활성도를 가리킨다)가 높아진 채로 내려 가지 않는 환자에게는 한방전문의가 아니더라도 소시호탕(小柴胡湯)을 사용해 볼까라고 생각하지 않나 하는 생각이 든다. 물론 그것이 최고의 치료법인지 어떤지는 훗날이 되지 않으면 결판이 나지 않지만 치료약을 한방, 양방으로 한정시키지 않고 넓은 시야에서 고려하는 것이 환자를 위한 적절한 방향이라고 생각한다.

한방 최대의 특징

또 한가지 한방의 진단에는 큰 특징이 있다. 그것은 한방의 진단은 서양의학과 같은 병명을 붙이는 것이 아니고 "어떠한 약을 투여하여야 하는 '증'인가"를 판단하는 것이다.

예를 들어 감기환자에 대해서 말하면 이 환자는 '갈근탕증'이라든가 저 환자는 '마황탕증'이라든가 하여 각종 증상을 종합해서 'ㅇㅇ증'이라고 진단한다.

서구식이라면 이것은 기관지염, 이것은 폐렴이라고 하여 병리(病理)를 기초로 한 진단명을 붙이는 것이 진단이라고 생각하고 있다. 그래서 일본의 건강보험(의료보험) 제도도 이 서구식의 진단명만을 받아들이고 있다. 따라서 건강보험 청구는 한방방식의 진단명으로는 통하지 않는다. 아무리 해도 서구식의 병명을 붙이지 않으면 안되는 것이다. 여기에 현재의 한방의료의 어려운 점이 하나 있고, 이 장(章)을 쓴 목적이 이 부분의 조정에도 있다는 것을 이해해 주면 다행이라고 생각한다.

침(鍼)의 효용(效用)

한방의 치료에서 약 이외에 무시할 수 없는 것으로 침구(鍼灸)가 있다. 나는 침구에 대해서는 전혀 지식이 없으나 중국 최초의 의서(醫書)인 『황제내경』(黃帝內經)에 이미 기재되어 오늘날에 이른 것이기 때문에 치료의학으로서 무시할 수 없다고 생각한다.

근년에는 침에 대해서 구미 각국에서도 상당한 흥미를 갖는 학자가 나와서 국제적으로도 가끔 토의하게 된 것은 좋은 일이라고 생각한다. 특히 소위 '경혈'(經穴)을 어려운 한자(漢字)에 대신하여 숫자로 표시하도록 한 것은 침구학(鍼灸學)의 국제성을 크게 높인 훌륭한 묘안이었다고 마음으로부터 존경하고 있다. 침의 효과가 어떠한 메커니즘으로 생기는 것인가, 소위 '경혈'(經穴)이란 무엇인가 라든가 흥미 있는 점이 적지 않고 생리학 관계의 분들이 여러 가지 훌륭한 연구를 발표하고 있기 때문에 느리기는 하지만 확실한 근거가 있는 학설이 가까운 장래에 확립될 것으로 생각한다.

또한 침으로 자극을 주면 생화학적인 변화도 일어나는 것 같아서 그 방면에도 새로운 학설이 나올 것이다. 2차 세계대전 전에 필자의 선배인 만즈(滿洲)의대의 데라다 툰지로(寺田文治郞) 교수 [후에 니혼(日本)대학 의학부에 근무함]가 침이 체액(體液)의 아미노산에 미치는 영향에 대해서 이미 그 중요성을 설명하고 있던 것이 생각난다.

또 이것은 필자의 독단적인 저차원(低次元)의 생각인데 한방약에는 어찌된 영문인지 강력한 진통약이 거의 없다[부자(附子)와 작약(芍藥)은 예외]. 또 유사(有史) 이래 아시리아(Assyria)나 이집트에서 많이 사용된 아편(양귀비)의 부류가 이상하게도 중국에서는 진통약으로서는 그다지 사용되지 않았다. 실크로드(silk road) 등에서 동유럽과도 상당한 교역(交易)이 있었고 여러 가지가 도입되어 있었는데도 어찌된 일인지 중국에서는 아편이 지사제(止瀉

劑) 이외에는 그다지 사용되지 않은 것이 이상하게 여겨진다. 그렇다면 진통은 침으로 해결하고 약으로 억제하려 하지 않은 것이 아닌가라는 추측을 하고 있다.

또한 침 효과의 일부는 침에 의해서 뇌(腦) 속의 베타-엔도르핀(β-endorphin)이라는 진통작용이 있는 펩티드(아미노산이 몇개에서 다수 연결된 물질의 총칭)가 방출되기 때문이라는 설(說)이 있다. 만일 그것이 사실이라면 엔도르핀의 분해를 방지하는 D-페닐알라닌(D-phenyl alanine)이라는 아미노산을 투여해 두면 침의 진통효과는 증강 또는 연장되는 것은 아닌지라고 생각되어 일본에서 유일한 침구전문 대학인 메이지(明治)침구대학의 기타데토시카쓰(北出利勝) 박사에게 부탁하여 조사해 본 바 침시술(施術) 전에 D-페닐알라닌을 복용하면 진통효과가 몇 배로 증진된다는 것을 실제로 인체에 대해서 증명하여 주었다.

여하튼 한방치료에 있어서 침구를 고려하지 않고 대응하는 것은 완벽하다고는 말할 수 없다는 것이 필자의 생각이다.

한방진료의 시행착오

마지막으로 그다지 말하고 싶지 않은 것이고 이제까지 어느 분도 공식적으로 말한 바 없는 이야기지만 감히 여기서 언급하겠다. 그것은 한방진료에서는 최초의 1회 진찰만으로는 투여하여야 할 최적의 방제를 확실하게 결정할 수 없는 경우가 드물지 않다는 것이다.

서양식의 진단에서는 요, 혈액, 척추액을 조사하거나, 조직의 일부를 떼어내서 조사하거나, 또다시 X선, 에코(echo), CT, MRI 등을 총동원하여 그 총합으로부터 진단을 결정하기 때문에 입원 후 수십 일 지나서 겨우 병명이 나오는 것이 드물지 않다.

그러나 한방에서는 진단이 곧 치료로 되어 있기 때문에 진찰하면 그 자리에서 어떠한 약을 투여하는 것이 적당한가를 결정하지 않으면 안된다. 그러나 후술(後述)하는 팔강(八綱)에 딱 들어 맞는 증을 보이지 않는 환자도 적지 않기 때문에 대충 어림으로 당장 약을 투여하는 일도 있다.

고 오쓰카 게이세츠(大塚敬節) 선생도, 현재 한방의학계의 제일 인자인 야카즈 도메이(矢數道明) 선생도 각각의 저서 중에서 어떤 환자를 진찰한 결과 우선 A의 약을 투여해 보았으나 별로 효과가 없어, 다음으로 B의 약을 투여하였으나 반드시 기대한 대로 효과가 나오지 않는다. 그래서 C의 약으로 바꾸어 보았더니 극적으로 정확히 증상이 없어졌다라는 그러한 예를 여러 가지 발표하고 있다. 물론 A, B, C 어느 약도 '증'의 점에서 잘못된 약은 아니지만 웬일인지 C의 약만 특별히 잘 들은 것이다. 그래서 이것은 어떠한 점에서 차이가 있었던가를 반성하고 그것을 후학(後學)에게 가르치고 있다.

이것들은 참으로 유익한 경험례이지만 그것을 읽어도 왜 처음부터 C를 선택하지 않았는가 하는 의문이 완전히 해소되지 않는다.

경험이 풍부한 대선생도 반드시 한번에 정확히 최적의 한방약을 선정할 수 있는 것은 아니라면 한방에서는 시행착오를 면치 못하는 것이 아닌가 하는 의문이 생긴다. 물론 이것은 서양의에서도 마찬가지라고 말할 수 있겠으나 서양약은 목표에 대해서 상당히 광범위하게 듣기 때문에 한방약만큼의 빗나감이 없지만 한방약에서는 보다 나은 것이 아니고 최선의 것이 있다는 부분에 어려움과 이를 더듬어 찾아야 하는 고충이 있다.

한방에서는 **접대용 약**'이라는 말이 은밀히 사용되고 있다. 이것은 그것으로 정확히 '증'을 해소시킬 자신은 없으나 적어도 쾌적한 쪽으로 돌리는 데 도움이 될 것이다 하여 우선 이 방제를 투여해서 상태를 보자, 그리고 동시에 환자도 기분이 가라앉을 것이다, 라고 할 때에 사용하는 것이다. 실제는 이 '접대용 약'만으로 치유되어 버리는 경우도 적지 않지만 여러 가지로 방제를 바꿔서 마지막에 최적의 약을 만나게 되는 일도 있다. 거기까지 가야 비로소 이 환자는 '○○탕의 증'이었다고 단언할 수 있다. 또 그러한 체험을 거듭하고 그때마다 반성하여 왔기에 명의대가(名醫大家)가 된 것이다.

한방의에게 진료를 받을 때에는 가급적 노련한 선생에게 될 수 있는 대로 많이 진찰을 받으러 가라, 쓸데없다고 생각되는 것도 전부 이야기하라고 필자가 강력히 권장하는 이유는 이러한 점에도 있다.

제 9 장
'증'에 대하여

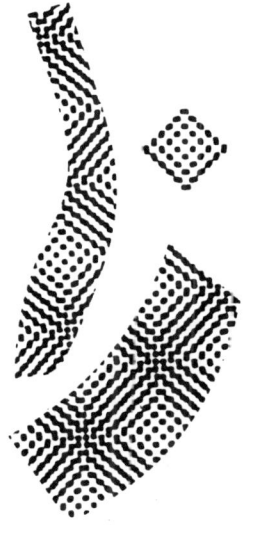

'증'의 해명의 중요성

선종(禪宗)의 불도(佛徒)가 즐겨 읽는 불경 중에 『수증의』(修証義)라는 것이 있다. 그 첫머리에는 "생(生)을 밝혀서 죽음을 자세히 규명하는 것은 불가(佛家)의 일대사(一大事)의 인연이다"라고 기술되어 있다.

필자는 어렸을 때부터 부친이 독경(讀經)하는 것을 가끔 들어 왔기 때문에 『수증의』나 정토종(淨土宗)의 한 장 기청문(起請文)은 지금도 암송할 수 있는데 이 책을 쓰게 되면서부터 『수증의』가 생각이 나서 다음과 같이 말을 바꾸면 통용될 것 같아 적어 보았다.

"증을 밝혀서 치(治)를 자세히 규명하는 것은 의가(醫家)의 일대사의 인연이다"

생사의 문제가 불가의 일대사인 것과 마찬가지로 한방의사에 있어서는 '증'을 밝혀서 치(治)를 생각하는 것이 최대의 책무라는 생각에서 내가 모방한 문구이다.

극단적으로 말하면 한방의학은 '증'에서 시작하여 '증'으로 끝난다고도 말할 수 있을 것이다. "이 환자는 갈근탕증이다"라고 결정되면 진단도 치료도 모두 끝난다.

'증'이야말로 한방의 토대이고 건물이기도 한 것이다. 과거 2000년 동안 한방의는 한 사람도 빠지지 않고 '증'의 판정에 고심을 해왔다. 다만 유감스럽게도 현대의학의 눈으로 보면 이 '증'이라는 것의 결정이 단순히 환자와 의사의 감각만으로 조립되어 있어서 타각적(他覺的), 수량적(數量的)으로 측정하는 방법이 전적으로 결여되어 있으며 암만해도 애매해서 납득할 수 없는 점이 있다.

그렇기 때문에 현대 과학의 입장에서 이것을 해석해서 바로잡아 보려고 하는 것 자체가 무모하다고 필자는 말할 수 있다. 준엄한 비판이 들끓을 것이라는 각오 아래 '증'에 대해서 이와 같이 해석하면 이해하기 쉬운 것이 아닌가 하는 하나의 제안을 내고자 한다.

제 9 장 '증'에 대하여   99

'증'에 대한 이제까지의 정의 또는 설명

'증'에서는 두 가지의 다른 의미가 있다. 하나는 증후(症候)의 의미이고 또 하나는 이 환자에게는 어떠한 치료를 하여야 할 확증이 있는가라는 뜻의 증이다. 이 경우의 '증'은 개개의 증상을 가리키는 것은 아니고 그 환자의 여러 가지 증상을 종합적으로 관찰하여 그 환자는 갈근탕으로 치유되는 확증이 있으면 "갈근탕증이 있다"라고 진단하는 것이다. '증'을 정의하면 '신체내에 있는 병변(病變)이 밖으로 나타난 징후(徵候)'로서 이에 의해서 병의 본태를 증명하고 또는 이것을 처방의 바탕으로 하여 입증하는 것이다.

이상이 일본동양의학회 용어위원회의 용어집에 있는 '증'의 설명 또는 정의이고 이에 대해서는 필자도 이론(異論)은 없고 전적으로 그대로라고 생각한다.

필자가 논하고 싶은 것은 이 '증'을 구성하고 있는 조항, 분명하게 말하면 음양(陰陽), 허실(虛實), 한열(寒熱), 표리(表裏)라는 소위 팔강(八綱)의 부분을 현대의 병태생리학적(病態生理學的)으로 해석할 수 없는가이다. 이하에서는 그것들을 순차로 고찰하여 가자.

'음양'에 대해서

앞에서 달한 용어집에도 음양에 대해서는 여러 가지 견해가 나오고 있다.

A. 음이라 함은 침체(沈滯), 한랭(寒冷)의 뜻으로서 총괄적으로 소극성(消極性)의 뜻을 가진다. 따라서 생체에서는 일반생활반응이 비정상으로 감약(減弱)되는 상태이다. 양이라 함은 발양(發揚), 온열(溫熱)의 뜻으로서 총괄적으로 적극성의 뜻을 가진다. 따라서 생체에 있어서는 일반생활반응이 비정상으로 증강되는 상태이다.

B. 상한론에서는 병태를 음양에 의해서 상대적으로 인식하는 것은 제 1의 전제(前提)로 하고 있다. (중략) 양증(陽症)이라는 병태는 열로도 표현되는 것처럼 열성병(熱性病)에 걸려서 체온이 상승하고 신경지의 홍분, 신진대사기능의 항진(亢進) 등을 동반한 상태

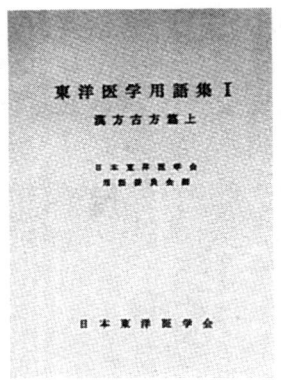

그림 9·1 『동양의학용어집 I』

이다. (중략) 음증(陰症)은 양증과는 반대로 한(寒)이라고도 표현되는 것처럼 처음부터 체온이 별로 올라가지 않고 오히려 하강하는 경향이 있고 대사기능도 저하하여 정기(精氣)도 쇠퇴하는 상태이다 (하략). C. 증병(症病)의 세력이 약하고 환자의 저항력이 약한 상

   C. 증병(症病)의 세력이 약하고 환자의 저항력이 약한 상태를 음이라고 생각한다.
   D. 음양이라 함은 어떤 질환의 모든 경과, 즉 태양병(太陽病), 소양병(少陽病), 양명병(陽明病), 태음병(太陰病), 소음병(少陰病), 궐음병(厥陰病)이라는 질환의 진행과정에서 이 환자는 현재 어떠한 병기(病期)에 있는가를 나타내는 말로서 사용한다.

이상의 설명을 읽으면 막연하게나마 알 것 같은 느낌이 든다. 원기(元氣)가 좋은 환자가 양이고 원기가 없는 환자가 음이라고 말할 수 있을 정도까지는 알 수 있다. 다만 그것은 어디까지나 환자의 용태(容態)로부터 의사가 받는 느낌이어서 수치적으로 표시할 수 있는 것은 아니고 막연하여 포착할 수 없는 것이다.

또 음과 양은 플러스, 마이너스와 같이 정반대의 것으로 생각하는 A, B와 같은 사고방식과 C, D와 같이 병은 양으로부터 음으로 진행해 가는 것이어서 양과 음은 연속되어 있고 양에서 음으로, 도는 것이 아닌가 하는 생각도 있다.

또 열이 나고 대사가 활발해지는 것이 양이고 냉감(冷感)이 들고 대사가 저하되는 것이 음이라고 하면 다음에 말하는 한열과 얼마만큼 틀리는가 하는 의문도 나온다.

결론으로서 필자는 "음양이라 함은 스스로의 질환에 대한 환자의 심리적 신체적인 대응 및 그 정도를 의사측에서 추정하고 있는 것이어서 그것은 질환의 종류, 경중, 기간 기타의 요인에 따라서 바뀌어 가는 극히 개략적인 감각적 표현이다"라고 생각하면 좋지 않을까 한다.

'허실'에 대해서

"허라 함은 내용이 공허(空虛)하다는 뜻이고 생체에 있어서는 정기(精氣)가 비정상적으로 쇠퇴된 상태이다. 따라서 병이 있을 때에는 정기의 만회를 도모하면서 천천히 사독(邪毒)을 배제하지 않으면 안되는 것이다. 실(實)이라 함은 내용이 충실(充實)하다는 뜻이고 생체에 있어서는 사독이 체내에 충만된 상태이다. 따라서 병에 있어서는 발한(發汗), 토하(吐下) 등의 방법으로 빨리 그 사독을 배제하지 않으면 안된다."

라고 용어집에는 기재되어 있는데 별도의 대가(大家)의 추가(追加)에 의하면 다음과 같이 되어 있다.

(가) 허라 함은 병에 저항해 가는 체력이 쇠퇴하고 있는 상태를 말하고 실이라 흑은 병에 저항하는 체력이 충실해 있는 상태를 말한다. 일반적으로 완강(頑強)한 체격의 사람을 실이라 하고 허약한 근골(筋骨)의 사람을 허라는 설이 시행되고 있다. 허실의 판정은 한방치료의 근본이지만 이 진단은 반드시 용이하지는 않다. (중략) 이것을 감별하는 데에는 다년간의 경험이 필요하다.

(나) 허실은 상태에 따라서 음양과 구별하기 힘들 정도로 닮은 개념으로 되어 버리는 일이 있다. 그런 경우는 양과 실, 음과 허가 결합한 상태이다. 이와 같은 상태가 비교적 많다. 그러나 원래 별개의 개념이기 때문에 양허, 음실이라는 상태도 존재한다.

이상과 같은 설에 대해서 필자는 "허실이라 함은 그 질환에 대한 환자의 신체적 대응능력(특히 면역반응, 면역억제, 알레르기, 내분비조절, 기타) 및 그 정도를 나타내는 것"이라 생각한다.

이 점은 (가)의 설과 유사하지만 체격이 탄탄하냐, 가냘프냐 만으로 허실을 결정하는 것은 너무 조급한 것이라고 생각한다. 지나치게 뚱뚱하거나 지나치게 마른 것도 당연히 고려하여야 할 것이다.

'한열'에 대해서

"한에는 여러 가지 의미가 있어 어떤 때에는 신진대사의 침쇠(沈衰)를 의미하고 어떤 때에는 한랭(寒冷)을 의미하며 또한 어떤 때에는 물[水]을 의미하고 어떤 때에는 사(邪)를 의미하며 어떤 때에는 오한(惡寒)을 의미한다. 열에도 여러 가지 의미가 있어서 어떤 때는 신진대사의 항진을 의미하고 어떤 때에는 불[火]을 의미하며 어떤 때에는 체온상승을 의미한다"

"동양의학에서 열이라고 하는 경우는 자각적인 열감(熱感) 및 타각적으로 열을 수반하는 상태를 총칭하고 있다. 또한 이열(裏熱)이라는 것과 같이 체표(體表)에는 거의 열감이 없는 것도 포함되어 있다."

이상과 같은 설명에 이론(異論)은 없으나 한열이 왜 일어나는가 하는 병리는 전혀 언급하지 않고 있다.

그래서 조금은 개략적이지만 한(寒)은 주로 순환장해(대사장해를 포함)에 의해서 일어나고 열은 주로 급성염증에 관련되어 일어난다고 생각하면 어떨까 싶다. 따라서 한에 대해서는 혈류(血流)나 신진대사를 좋게 하는 약을, 열에 대해서는 항염작용(抗炎作用)을 갖는 약을 투여하는 것이 적당하다고 생각한다. 물론 이것 이외에 면역, 내분비 등의 조절부전(不全)에 의해서 일어나는 일도 있겠으나 이와 같은 사고방식을 가지면 그 증의 병인(病因)과 치료약의 선정에 도움이 되지 않을까 생각한다.

'표리'(表裏)에 대해서

"표라 함은 외면의 의미이고 심부(深部)에 대응하는 천부(淺部)의 뜻이다. 신체에서 가장 얕은 부위, 즉 피부표면 언저리를 가리켜서 이것을 표라고 한다. 표는 또 때로는 살갗이라 부르기도 한다. 발병한 후 얼마 안되어 병이 아직 진행되지 않아, 즉 병의 지위가 아직 얕은 표면에 머물러 있는 상태를 병이 표에 있다, 라고 말하는 것이다"

"표라 함은 체표(體表)"를 의미한다. 즉 피부 및 이에 접하는 부위를 가리키고 이 부위에 나타나는 증상을 표증(表証)이라 말하고 있다. 이(裏)라 함은 내장(內臟)을 의미한다. 내장으로부터 발현하는 증상을 이증(裏証)이라 말하고 있다"

"체표부 부근과 체내심부(복부내장, 특히 소화관)를 표리(表裏)라고 하는 것처럼 상대적으로 인식하여 질병의 소재나 상태의 표현 등에 사용된다".

"반표반리에 상당하는 병위(病位)는 본문에서는 '반은 안에 있고 반은 밖에 있다'라고 표현되어 있기 때문에 이것은 이(裏)에 대해서는 오히려 외(外)라는 것이 된다. 그래서 정확히는 반표반리라고 말하여야 한다"

"병의 지위는 이미 표를 지나고 있으나 아직도 이(裏)까지 도달하지 않은 상태를 병이 표리의 사이에 있다고 말하는 것이다. 표리 간은 때로는 흉협(胸脇)이라고 부른다"

이상과 같이 각각의 대가가 용어집 중에서 표리에 대한 의견을 피력하고 있으나 이것을 읽고 "잘 알았다"는 사람은 이미 한방에 오랫동안 관계해 온 사람이라고 생각한다. 필자에게는 이(裏)라 함은 내장인지, 위 속인지, 소화관인지 잘 모른다. 하물며 반표반리 등이라고 말하면 해부학적으로 어디를 가리키고 있는지 전혀 알 수 없다.

어느 한방책에는 "사(邪)가 완전히 내부에 침입하고 있는 경우에는 승기탕(承氣湯)을 복용한다"라고 적혀 있다. 그렇다면 사(邪)라는 것은 표에 고여 있거나 반표반리에 있거나 때로는 완전히 이(裏)로 들어가 있는 것처럼 생각된다. 그리고 "표의 사를 제거하기 위해서는 땀을 빼면 좋으나 사가 이미 이(裏)로 들어가 버린 때에는 토하게 하거나 하제(下劑)를 투여하면 좋다"라고 설명하고 있는 것도 있다. 이 경우 사라 함은 질환을 일으키는 병원체군(病原體群)을 가리키는 것 같다.

표리라 함은 이러한 애매한 것으로 괜찮을는지. 그래서 약간 지나치게 억지라는 느낌도 들지만 표리에 대해서 다음과 같은 제언을 하고 싶다고 진작부터 생각하고 있었기에 이야기하겠다.

현대의 태생학(胎生學)에 따르면 사람은 수정(受精)한 난(卵)이 자궁에 착상(着床)하여 세포분열을 반복해 가는 동안에 2주일 정도 지나면 내배엽(內胚葉, Endoderm)군과 외배엽(外胚葉, Ectoderm)군으로 크게 두 층으로 갈라진다. 그리고 내배엽군에서는 소화관, 간장, 췌장, 기관지, 폐포, 방광 등이 형성된다.

한편 외배엽군에서는 표피, 손톱, 발톱, 한선(汗腺), 지선(脂腺), 혀, 귀 등이 생기고 또 일부는 뇌, 눈, 신경 등으로 되어간다.

그리고 태생 제3주가 되면 중배엽(中胚葉, Mesoderm)이라는 제3의 층이 생겨 거기에서는 골격, 혈액, 신장, 생식기, 요관 등이 만들어진다.

필자는 이 외배엽계통 기관(器官)을 '표', 내배엽계통 기관을 '이'라고 생각하고 이제까지 '반표반리'라고 한 것을 중배엽계통 기관으로 생각하면 한방에서 표리라고 말하고 있던 것이 어느 기관, 어느 계통인가가 분명해진다고 생각한다.

태생학적으로 이 외배엽, 내배엽, 중배엽으로부터 형성되어 나오는 기관은 인류의 출현 이래 분명히 결정되어 있는 부동(不動)의 것이다. 따라서 진찰에 의해서 이 병은 표냐 이냐 그렇지 않다면 반표반리냐 그것이 분명해지면 이 질환은 어느 계통기관의 질병인가가 결정될 것이다.

그 질환의 기관이나 계통을 알면 다음은 앞에서 말한 제3의 한열의 사고방식으로부터 그것이 염증인가 그렇지 않다면 순환장해인가가 결정될 것이다.

그리고 제2의 허실의 사고로부터 이 환자는 그 질병에 대해서 어느 정도의 저항력 면역능력이 있는지가 추측되고 최종적으로 제1의 음양의 구분으로부터 질환의 심한 정도, 강도, 나아가서는 현재 환자의 질흔 경과상의 위치를 알게 되고 거기서 비로서 '증'이 확립되고 따라서 그것에 대응하는 방제가 선정되어 투여된다는 순서가 되면 현대의학을 공부하고 있는 사람에게도 모순 없이 받아들여질 수 있지 않을까 생각한다.

'증'에 대한 사견(私見)

이상을 요약하면 종전에 일본에서 일컬어진 것과는 반대로 표리, 한열, 허실, 음양의 순서로 증이 결정되어간다. 그를 위해서는 4진(望診, 聞診, 問診, 切診)이 먼저 충분히 이루어지지 않으면 안된다. 이와 동시에 사용할 수 있는 한 물리적, 화학적, 생물학적 최신기기를 활용해서 비정상적인 부위와 정도를 명백히 해야 한다. 그 결과 이 질환은 무슨 계통의 어떤 기관의 것인가(표리), 염증이냐 순환기장해인가(한열), 환자의 저항력(허실), 질환의 진행 정도 및 환자의 상태(음양)가 결정되고 마지막으로 그것에 대응한 한방약(방제)이 선정되어 투여된다. 이것이 한방에서 말하는 올바른 '수증치

〔외배엽에서 분화하는 조직과 기관〕
표피, 손톱, 한선, 지선, 눈, 귀, 뇌, 척수 등
〔중배엽에서 분화하는 조직과 기관〕
신장, 심장, 근육, 뼈, 혈관, 생식기 등
〔내배엽에서 분화하는 조직과 기관〕
소화관, 간장, 췌장, 기관지, 폐 등

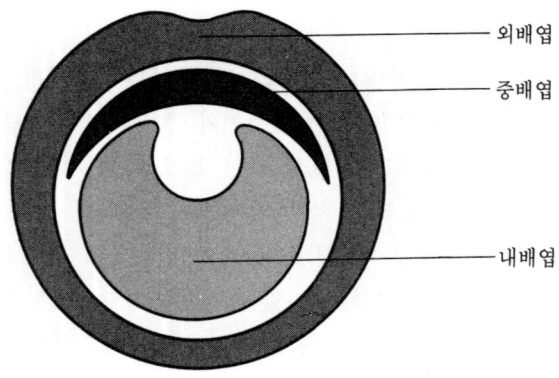

그림 9·2 외배엽, 중배엽, 내배엽에서 분화하는 각 기관

료'(隨証治療)이고 '현대과학에 바탕을 둔 증의 해석'이 아닐까라는 것이 필자의 대담무쌍한 제언이다.

이상의 사고과정(思考過程)은 전적으로 필자의 착상(着想)에서 나온 것이지만 이것이 현재의 중의학의 사고방식과 닮고 있다는 것을 뒤에 알게 되어 변증(弁証)이라는 말을 좋아하지 않는 필자도 의외로 중의학에도 좋은 점이 있구나 하고 생각하였다(다만, 필자는 오행설에는 전적으로 반대한다). 이와 같은 사고방식에 의하면 이제까지 "암만해도 한방의 증이라는 것을 몰라서 말이야"라는 동년배 친구의 이야기에 대해서 제법 설명이 되는 것이 아닌가 생각한다.

　더욱이 서양약은 사고방식의 기본이 다르다. 한방을 서구식의 과학적으로 설명하려는 자체가 근원적으로 잘못되어 있다. 요는 환자의 고뇌를 제거해 주면 되는 것이다, 라고 주장하는 사람들이 있는 것은 잘 알고 있으나 그것도 유아독존(唯我獨尊)의 설이고 이미 그러한 시대는 아니라고 생각한다. "한방은 학(學)이 아니고 술(術)이다"라는 의견은 1900년대부터 오랫동안 한방을 해온 사람들의 말이어서 1926년대 이후에 태어난 사람에게 적용하는 것은 무리라고 생각된다.

　여하튼 한방치료의 근간(根幹)인 '증'을 어떻게 현대의학을 배운 사람들에게 이해시킬 수 없을까 하고 애써 고생하여 얻은 것을 정리해 본 것인데 여러 가지 반론이 있을지도 모른다.

　이상 '증'에 관한 필자의 현시점에서의 해석을 그림 9·3의 표에 보여준다. 이제까지의 설명보다도 이 편이 다소라도 이해하기 쉽고 또한 과학적이라고 생각하는데 어떨지 모르겠다.

　"한방도 좋을 것 같은데 우선 '증'에서 막혀 버려 더 진행이 되지 않는다"라는 많은 사람들의 한탄이 조금이라도 해소된다면 다행이라고 생각한다. 다만 앞에서의 설명으로 곧바로 방제의 선정이 가능하게 된다고 말하면 그것은 조금 무리라고 생각한다. 그러한 것을 위해서는 다시 많은 서적(예컨대 『한방약을 고르는 방법, 사용하는 방법』, 의학서원, 1990년, 기타)을 읽고 임상경험을 쌓지 않으면 안될 것이다. 거기까지 들어가 버리면 이 책의 범위를 벗어나기 때문에 여기서 그만둔다.

팔강(八綱)에서 십이강(十二綱)으로

　마지막이 되지만 필자는 음양, 허실, 한열, 표리의 8강 이외의 증

그림 9·3 팔강(八綱)의 요점(필자의 해석)

음(陰)	몸의 상태가 나쁘고 병세가 강한 것	몸의 상태에는 자각적인 것, 타각적인 것을 포함한다
양(陽)	몸의 상태가 나쁘지 않고 병세가 약한 것	
허(虛)	질환에 대한 저항력이 쇠퇴하여 있다	
실(實)	질환에 대한 저항력이 있다	
한(寒)	(자타각적으로 냉을 느끼는 것) 주로 순환기장해에 의한다	차향력이다 함은 면역반응, 과산화물제거, 내분비물질의 방출 등의 능력 등을 가리킨다
열(熱)	(자타각적으로 열이 느껴지는 것) 주로 급성염증에 의한다	
표(表)	피부, 뇌, 신경, 눈, 귀 등에 병변이 있다(외배엽계)	따뜻하게 하면 편안하게 되는 상태 차게 해주면 편안하게 되는 상태
이(裏)	소화관, 간장, 췌장, 폐 등에 병변이 있다(내배엽계)	
반표(半表)	근육, 뼈, 신장, 심장, 자궁, 조혈조직에 병변이 있다(중배엽계)	
반리(半裏)		

기타 내인증(內因証), 외인증(外因証), 협력증, 뇌신경증을 고려한다[계12강(綱)]

으로서 먼저 '내인증'(內因証)과 '외인증'(外因証)을 부가시키려고 생각한다. 이 사고방식은 후세방파의 '내상'(內傷), '외감'(外感)에 가깝고 내인증이라 함은 내분비계나 면역 등 신체내부의 원인에 의해서 일어나는 질환(증상)을 말하고 외인증이란 신체밖으로부터 세균, 바이러스, 자외선, 오존 등에 의해서 나타나는 질환(증상)을 말한다고 생각한다.

다음으로 원래 한방의학에서는 뇌라는 장기를 전혀 인식하고 있지 않았다. 뇌는 오장(五臟)에도 육부(六腑)에도 들어가 있지 않고 그 존재가 완전히 무시되어 왔다. 굳이 말한다면 '기·혈·수'(氣·血·水) 개념의 '기' 속에 관련되어 있는 부분이 있으나 한편으로는 "기라 함은 형태 없는 것이다"라 하여 뇌, 신경의 지배에 대해서는 관련짓고 있지 않다.

한방에서는 정신분열증 등의 정신이상을 초래하는 병을 8강에 어떻게 적용한 것일까. 뇌를 무시한다고 하면 간에 사(邪)라도 있다고 생각하였던 것일까? 또한 혈(血)에 대해서도 '어혈'(瘀血)이라는 표현은 있으나 혈액의 성분, 구성, 기능 등은 전혀 고려되어 있지 않다.

그래서 '내인증', '외인증' 이외에 또 두 가지, '뇌신경증', '혈액증'이라는 '증'을 만들어서 대뇌, 소뇌, 척수, 자율신경, 말초신경과 관련되어 있는 질환(증상)군(群)과 혈액중의 적혈구, 백혈구, 혈소판 등의 유형(有形)성분 및 화학성분, 또 점도 등의 물리적 성질 등의 변동에 관련되어 일어나는 질환(증상)군을 고려하면 어떨까 생각한다.

이와 같이 하면 음양, 허실, 한열, 표리의 8강에 더하여 내인증, 외인증, 뇌신경증, 혈액증의 네 개를 합쳐서 계 12강목에 의한 수증(隨証)치료가 시행된다. 그렇게 되면 지금보다 해당되는 방제의 범위가 좁아지고 치료도 용이하게 되는 것이 아닐까.

이와 동시에 "한방에서는 국소(局所)가 아니고 전신(全身)을 진찰한다"라고 하여 현재는 한사람의 의사가 임상의 모든 과(科)에 걸친 진료를 하고 있으나 고도로 전문적인 임상진단이 이루어지는 오늘날은 역시 각각의 과의 전문한방의가 있는 편이 좋다고 생각한다.

한사람의 의사에게 심전도도 알고 자궁경관(子宮頸管)의 착색(着色)상태도 알며, 비갑개(鼻甲介)의 종창(腫脹)의 정도도 알고 피부에 생긴 발진(發疹)도 알 것을 요구하는 것은 무리일 것이다. 필자는 장래 한방의도 무언가 하나의 전문분야를 가져야 한다고 생각한다.

제 10 장
한방치료의 효과

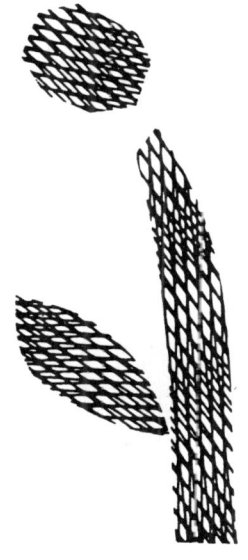

가벼운 마음으로 재진(再診)을 받는다

현재 일본의 건강보험(의료보험)제도에서는 어딘가 몸이 안 좋아서 진료를 받으러 가면 초진시에는 비교적 친절하게 진료해 주나 두번째 이후는 간단히 해버린다는 불평의 소리가 있다. 확실히 그것은 사실인 것 같다. 건강보험에도 재진료라는 것이 있으나 매우 미미한 것이다. 한편 환자의 숫자가 많기 때문에 결국 잘 되어도 주1회 정도밖에는 진료를 받을 수 없고 대학병원 등에서는 두번째는 다른 의사가 진료하게 되며 그중에는 처음부터 4주일분의 약이 투여되므로 14일 후에 두번째의 진찰을 받을 수 있으면 혜택을 받은 편이라고조차 생각되고 있는 상황이다.

그러나 급성질환일 경우는 하루에도 아침, 저녁으로 용태가 바뀌고 다음날은 또 변화한다. 그러한 때에 초진시 받은 약을 계속 복용하여도 되는 것인지. 서양식이라면 좋을지 몰라도 한방에서는 빈도가 높은 진료가 절대 필요하다.

물론 진지한 의사라면 "내일도 오십시오", "매일 오십시오"라고 말할 것이지만 여간해서 그럴 수 없는 경우가 있다. 특히 한방의 진찰은 시간이 걸리고 환자도 만성질환 쪽이 많기 때문에 투약의 한도인 4주일마다 진찰을 받는 경우가 대부분인 것 같다.

이것은 제도, 환경, 경과, 증상에 따라서 부득이한 것이지만 한방에서도 급성질환을 고칠 수 있기 때문에 또한 한방이야말로 질환의 진행방식과 환자의 몸 상태의 변화를 특히 관련시켜서 진료를 하고 있기 때문에 급성병은 서양의사에게, 만성병은 한방의사에게 의존하는 사고방식은 서서히 바꾸어 나갔으면 하고 생각한다.

치료에 있어서 서양의학과 한방의학

이미 언급하여 온 바와 같이 서양의학에서는 환자의 호소가 무엇이 원인이 되어 일어나고 있는가를 철저하게 조사하여 원인을

제 10 장 한방치료의 효과 *113*

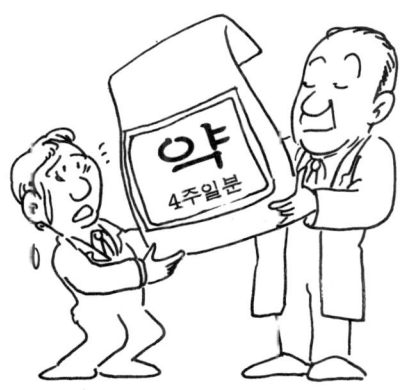

4주일 후에 오십시오

알면 그 원인을 제거하도록 내과적, 외과적으로 모든 수단을 강구하여 치료해 간다.
　이에 반해서 한방의 치료는 원인을 살피는 것보다도 환자의 전신에 걸친 증상을 종합적으로 파악하여 어떠한 약을 복용시키면 환자의 호소나 고뇌를 제거할 수 있는가, 경감시킬 수 있는가를 2000년에 걸친 치험(治驗)의 보고와 의사자신의 판단을 합쳐서 생각하여 시행하는 것이다.
　따라서 간단히 말하면 '진단을 제일로 생각하고 진단이 결정되면 일정방식에 따라서 치료하는' 서구식에 반해서 한방식은 '독자의 방식에 의한 진찰을 하여 그 환자의 고통 전체를 편안하게 해주는 수단, 방법을 주로 생각한다'라는 점에서 분명히 다르다.
　서구식에서는 어른과 어린이는 약의 분량은 다르나 원인을 알면 어떤 사람에게도 그것을 억제하는 동일한 약제를 사용해서 치료한다.
　한편 한방식의 방법에서는 병리적으로는 같은 질환이라도 환자의 나이, 성, 체질, 기력(氣力), 질환의 격렬도(激烈度) 및 맥증(脈証), 복증(腹証) 등에 따라서 투여하는 방제가 달라진다. 물론 최근은 한방식의 진단방법뿐 아니고 서구식의 화학적, 병리학적 그리고 방사선에 의한 것 등 각종 최신의 진단방법을 병용하는 곳이 많아지고 있다.

이렇게 하는 것은 서양의학에서는 이 200년 정도의 사이에 생리학, 병리학, 생화학, 미생물학, 방사선학 등의 신속한 발전과 병행해서 진단방법이 진보하여 그것을 충분히 구사하여 무엇이 병원(病原)이 되어 있는가의 판정이 가능하게 되고 한편 각각의 원인을 억제하는 화학물질이 차례차례 발견된 것이 바탕에 있기 때문이다.

이에 반해서 한방의학은 2000년이나 전에 아직 과학이라고 할 수 있는 것이 전혀 없는 시대부터 시행착오를 반복하면서 개량에 개량을 더하여 경험적으로 각각의 질환에 유효한 방제를 구성해서 어떠한 증상에는 어떠한 방제가 좋은가를 계승하여 오늘날에 이른 것이다. 그래서 서양식으로 말하면 병리학적으로 분명히 원인이 다르고 이에 따라서 투여하는 약이 달라지는 경우에도 한방치료에서는 증상이 꼭 같으면 동일한 약을 사용한다. 동시에 같은 방제가 간장병에도, 정신병에도, 때로는 탈모치료약으로도 사용된다. 이들은 모두 다년간에 걸친 의료의 경험에서 선배의사들이 확인한 결과 그렇게 된 것이기 때문에 현대과학에서 그것을 설명하려 해도 반드시 성공하지 못한다.

다만 현재는 설명이 되지 않아도 조금 더 과학이 발전하면 설명이 될 수 있을지도 모른다. 실제로 얼마 전까지만 해도 몰랐던 어떤 종류의 한방약이 효과가 있는 이유가 면역학의 진보에 의해서 설명할 수 있게 된 것이 상당수 있었다. 장래에도 카오스 이론(221쪽 주) 등이 의학에도 적용, 전개되어 가면 더욱 여러 가지의 일이 해명될 수 있을지 모른다.

따라서 "한방약의 작용 메커니즘에 대해서는 아직 과학적으로 설명할 수 없는 것이니 그것을 알 수 있을 때까지는 그 사용은 유보하는 편이 좋다"라는 사고방식과 "한방약의 작용 메커니즘을 충분히 설명할 수 없는 것은 아직 과학 전체의 수준이 낮기 때문이어서 다년간의 경험으로부터 많은 임상자가 유효성을 인정한 것을 이유를 모른다고 해서 무시할 것은 아니다"라는 사고방식이 양립(兩立)하고 있다.

더욱이 수준이 낮은 표현을 쓰면 "한방약은 코딱지와 같다"라는 사람과 "사용해 보지도 않고 그러한 것을 말하는 것은 비과학적이다"라고 말하는 사람이 나오게 된다.

이와 같이 생각하면 절실하게 요망되는 것은 앞의 장에서도 언급한 것처럼 '증'의 개념을 명백히 하는 것과 '증'에 적합한 한방방제가 그 질환에 작용하는 메커니즘을 밝히는 것이다.

이중맹검법(二重盲檢法)으로 측정하는 효과

또 한가지 중요한 것은 현재 모든 서양약의 판매시에 요구되고 있는 것처럼 플라세보(Placebo)를 이용한 이중맹검시험이 모든 한방약에 대해서 아직 시행되고 있지 않다는 것이다.

서양약에 대한 이중맹검법은 동일한 원인으로 일어난(라고 생각되는) 증상을 가진 환자를 무작위로 두개의 군(群)으로 나눠서 조사하려는 약이 맛, 향기 등은 비슷하나 작용이 없는 물질[이것을 플라세보(위약, 僞藥)라고 부른다]이나 그 어느 쪽을 각각의 무리에 투약하여 그 결과를 통계학적으로 처리해서 유의(有意)의 차이가 있는지의 여부에 따라서 효과의 유무를 판단하는 것이다.

이 경우 한방의사 쪽에서는 '증이 맞는 환자'에 대해서 무작위로 둘로 나눠서 이중맹검을 하지 않으면 효과의 판정은 할 수 없다고 주장하고 있다.

한편 그렇다면 전적인 무작위가 아니지 않는가라고 서양의사는 말하고 한방의사는 약을 증에 따라서 투여하는 것이 한방의 특징으로서 단순히 간염 환자를 둘로 나눠서 한쪽에는 간장용 한방약을 투여해서 이중맹검을 해보아도 그것은 틀렸다, "환자의 체질, 정신상태, 복증 등을 바탕으로 간장병 환자 중에서 방제가 가장 적당하다고 생각되는 사람을 선출하여 그것들을 무작위로 둘로 나눠서 이중맹검을 하지 않으면 참된 과학적인 비교가 되지 않는다"라고 주장하는 것이다.

필자도 후자의 주장이 당연한 것으로 생각하지만 과연 거기까지 환자를 선정하게 되면 납득할 수 있는 무작위 테스트로서 적용되는지 모르겠다, 또 상당히 다수의 환자가 오는 병원의 협력을 받지 않으면 안되는구나, 하는 느낌이 든다.

조금 여담이 되지만 다카하시 아키마사(高橋晄正) 박사가 한방약에 대해서 비판하고 있는 책 중에서 이중맹검법이 되어 있지 않다는 것, 독성의 검사항목이 적다는 것, 즉 적어도 변이원성(變異原性)이나 암원성에 대한 실험은 확실하게 해두지 않으면 안된다는 것(『한방약 Q&A』, 1990년, 라디오기술사 발행)을 강조하고 있다. 이중맹검에 대해서는 앞에서 말한 바와 같은 어려운 점이 있지만 독성의 점에서는 필자도 동감이다. 이에 대해서는 근간 한방약의 재평가가 시행되도록 되어 있기 때문에 그때 분명해질 것이다.

다만 그러한 경우에 양해해 줄 것은 독성이 있다라는 판정은 통상의 투여량의 몇 배 이상을 투여해서 중독을 일으킨 경우부터 적용하는지 그 한계를 결정한 후에 해주었으면 하는 것과, 한방방제를 구성하는 생약 하나하나의 성분을 주사한 후에 상기의 특수독성시험을 해보면 그 하나의 성분을 극히 대량주사하였을 때에 변이원성, 암원성이 나왔기 때문에 방제 전부가 안된다, 라는 판정을 하여서는 곤란하다는 것이다. 한방방제에는 독성이 있는 생약이 포함되어 있으면 그것에 길항(拮杭)하는 별도의 생약이 가해져 있는 경우가 많다. 따라서 구성생약 중 하나가 독성이 있다 해서 방제 전부가 안된다는 판정을 내린다면 그것은 순수한 화합물인 서양약 에는 적용이 되어도 다수의 화합물의 혼합물인 한방에서는 무리이 고 양자를 동일한 수준에서 취급하는 것 자체가 비과학적이라고 말하지 않을 수 없다.

또한 『가가쿠 아사히』(科學朝日)의 1992년 4월호에 실린 다카하시 박사의 「한방약은 효과가 없다」라는 기사의 전반(前半)에 대해서는 플라세브에 대한 다카하시 씨의 오해가 있고 또 불특정(不特定)한 수소질환(愁訴疾患)을 대상으로 한 점에도 의문이 있으나 이에 반론(反論)을 제기하려면 상당히 장문(長文)이 되기 때문에 유감스럽지만 이 책에서는 포기한다.

혈당치가 내려가지 않아도 당뇨병이 호전된다

당뇨병 환자에게 항당뇨(抗糖尿) 한방약을 투여한 바 혈당치는 그다지 내려가지 않아도 환자 본인은 몸의 상태가 좋아졌다고 기뻐하는 일이 적지 않다. 서양식으로 생각하면 "혈당치가 충분히 내려가지 않는 이상 질병은 호전된 것이 아니다"라고 말할 것이다. 그러나 신경장해, 망막증(網膜症), 신증(腎症) 등 그때까지 부조(不調)를 호소해 온 환자의 증상이 정말 없어졌다면 혈당치가 현저하게 내려가지 않아도 효험이 있었다고 한방에서는 생각한다. 그 이유는 이제까지 전혀 아무런 수소(愁訴)도 없는 다수의 성인에 대해서 조사해 보아도 혈당치가 150mg/dl에서 200mg/dl 정도 사이에 있는 것은 결코 진기한 일이 아니기 때문이다. 따라서 항당뇨 한방약을 장기간 투여하여도 공복시의 혈당치가 140mg/dl 이하가 되지 않으니까 그 한방약은 효과가 없다라고 판정하는 것은 경솔한 것이다(이점 인슐린과는 다르다).

이와 같은 현상은 항(抗)전간(간질) 약이나 간질환에 사용되는 한방약에서도 볼 수 있다. 뇌파(腦波)는 개선되지 않아도 전간발작(癲癎發作)은 일어나지 않게 되었다는 예도 있다. 또한 간염환자에게 투여해서 GOP, GTP[모두 혈청 중에 있는 아미노기(基) 전이효소(轉移酵素)의 활성도를 나타내는 것으로서 각종세포 '특히 간'의 변성괴사(變性壞死) 등의 좋은 지표로 되어 있다]가 내려가지 않는 약은 효과가 없다, 라고 일반적으로 생각되고 있으나 GOP값이 정상 정도까지 내려가지 않아도 모든 증상이 분명히 호전되고 있는 예가 있다는 것은 필자도 친구인 의사로부터 듣고 있다. 물론 매우 높은 GOP값이 전혀 내려가지 않아서는 이야기가 되지 않지만 정상의 한도를 넘은 150카르멘 단위 정도에서 멈춰서 그 이상 내려가지 않아도 다른 자각증상이 없으면 그 한방약은 전혀 효험이 없었다고 단정하는 것은 좋지 않다고 생각한다(GTP와의 비율도 문제겠으나).

필자도 혈당치라든가, 뇌파라든가, GOP라든가 각각의 질환에서 서양식의 진단에서는 최고의 판단지표로 되어 있는 검사치를 무시하여도 된다고 말할 생각은 전혀 없다. 당연히 그것들은 중요시되어야 하고 환자의 수소가 없어지기만 하면 된다고는 생각하지 않는다. 다만 전신상태(全身狀態)가 분명히 좋아졌는데도 혈당치나 GOP 등 검사치가 정상치 가까이 되지 않았다고 해서 그 한방약은 효험이 없다, 중지하는 것이 좋다, 라는 것은 약간 근시안적인 견해가 아닌가라고 말하고 싶다.

주 : 플라세보, 이중맹검법, Informed consent에 대해서

의사가 환자에게 "이것은 잘 듣는 약입니다"라고 말하고 투여하면 그 약이 잘 듣는다. 이와 같은 경우 약효가 전혀 없는 전분(澱粉)이나 유당(乳糖)과 같은 것을 투여하여도 상당수의 환자에서 효과가 나온다. 이와 같은 효과를 플라세보 효과라 말하고 이와 같은 약, 즉 원래는 아무런 작용이 없는 물질을 플라세보(위약, 僞藥)라고 말한다.

일본에서도 옛날부터 "정어리의 머리도 신심(信心, 믿는 마음)으로부터"라는 속담이 있는 것처럼 암시 또는 신심에 의해서 그 원래의 작용은 아니지만 치료효과가 나온다는 것이 알려져 있다. 특히 약에서는 그 정도가 강해서 "이것으로 통증은 멎습니다"라고 말하고 복약 또는 주사를 놓아 주면 열 사람 중 세 사람 정도는 정말 진통효과가 나타나는 것이 많은 임상실험에서 확인되고 있다.

그래서 새로운 약이 만들어져서 그것을 환자에게 사용하여 효과를 조사하고자 할 때에는 환자에게도 간호사에게도 의사에게도 그것이 '위약'인가 '진짜약'인가를 모르게 하여 환자의 반수(半數)에게는 '위약'을, 나머지 반수에게는 조사하려고 하는 약을 투여하여 그 효과를 측정하고 비교하여 판단한다. 이것이 이중맹검법(double blind test)이라고 일컬어지는 약효의 검정법으로서 새로운 약을 판매하려고 할 때에는 이 이중맹검법을 사용한 성적을 반드시 보고할 것을 요구하고 있다.

더구나 플라세보의 투여에 의해서 부작용이 많이 나오는 경우도 있기 때문에 그 대응은 간단하지 않다. 이와 같은 마이너스(負)의 플라세보 효과가 크면 환자로부터 'Informed consent'[부작용이 있는 경우가 있어도 그것을 양해하여 그 테스트에 참가하겠다는 동의(同意)]를 얻는 것이 어려워진다. 또 피시험약(被試驗藥)보다도 플라세보 쪽이 부작용이 많이 나오는 경우도 있어 그것을 어떻게 해석하는가에도 문제가 남는다.
　한편 환자에게 작용이 없는 물질을 투여하는 것은 반윤리적이기 때문에 이제까지 유효성이 확인되어 있는 물질(이것을 active placebo라고 한다)을 투여해서 그것과 비교하는 편이 좋다. 그리고 피검사약(被檢査藥)과 비교해서 효과에 차이가 없으면 유효하다고 생각하는 설을 주장하는 학자도 있다.
　그러나 그렇게 되면 피검약(被檢藥)이 active placebo보다도 훨씬 좋은 효과를 나타내지 않는 한 새로이 신약으로서 받아들일 필요는 없다. 받아들인다면 건강보험의 경비가 증가할 뿐이라고 주장하는 사람들도 있다.
　약의 유효성과 실험의 윤리성과 건강보험제도에 있어서의 경제성 등 여러 가지 문제가 수반되기 때문에 완전한 해결이 곤란해진다.

제 11 장
한방약의 부작용

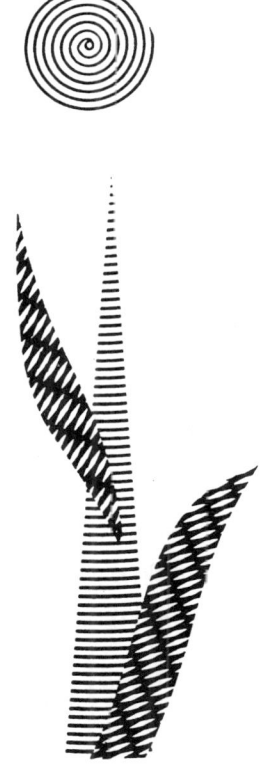

한방약에도 부작용이 있다

이중맹검법을 이용한 최근의 연구에 따르면 전혀 작용이 없는 물질을 투여한 경우에도 사람에서는 상당한 비율(10% 전후)로 부작용이 생기는 것이 임상실험에서 확인되고 있다.

하물며 신체로서는 이물질인 약이 체내에 들어간 경우 그 사람에게 어떤 부작용이 나타나도 전혀 이상한 것은 아니다. 문제는 어떠한 부작용이 어느 정도의 빈도(頻度)로 나타나는가, 또 그 부작용은 약의 복용을 중단하여도 계속되는가 등에 있다. 그래서 "한방약에서는 부작용이 적다"라고 간단하게 단정하는 것은 정확히 말하면 옳지 않다. 그러나 "한방약에도 부작용은 있으나 정도가 가벼운 것이 많고 중단하면 없어진다"라고 말할 수는 있다.

전 게이오대학 의학부 피부과 교수였고 국립도쿄제2병원의 원장이었던 하타노 히토시(簾野倫) 박사에 따르면 "한방약의 부작용으로서 발진(發疹)이 나왔다고 하는 보고는 상당수에 이르고 있다. 그러나 대부분이 복약을 중단하면 멎고 위독한 것은 없었다"라는 것이다. 박사는 예전에 중앙약사심의회의 위원도 역임했고 후생성에 대한 부작용 보고 등도 잘 알고 있었던 분이기 때문에 이 비평은 적정하다고 생각한다.

이와 같은 피부의 발진이 왜 일어나는가에 대해서는 완전하게는 모르나 알레르기성의 것이 다수 차지하고 있을 것이라고 추측된다.

그러므로 원래 알레르기 체질로서 각종 음식물이나 접촉물에 의해서 알레르기를 일으키기 쉬운 사람은 매우 걱정이 되면 투여할 한방약 용액의 극히 미량을 피내(皮內)에 주사해서 피부에 발진이 생기는지 어떤지를 의사에게 조사해 줄 것을 의뢰하면 미리 알 수가 있다.

다만 일반적으로 이런 것을 하지 않아도 복약 후 만일 발진이 생기면 곧 의사에게 말해서 방제를 변경하는 것이 신속한 방법일

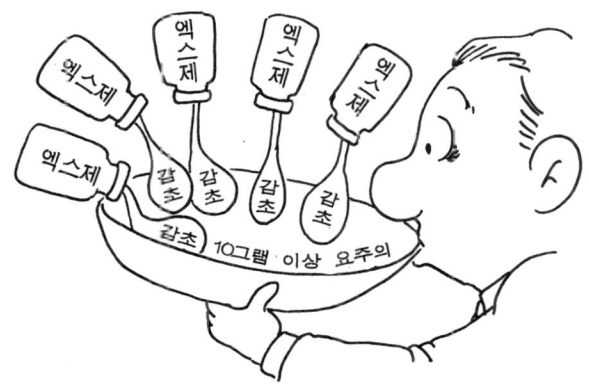

감초의 총량에 주의할 것

것이다. 뒤에 면역의 부분에서도 언급할 예정이나 각각 개인에게는 생각지도 않은 것이 원인이 되는 일도 있기 때문에 한방약에 대해서도 경시(輕視)하지 않는 것이 좋다고 생각한다.

감초 양(量)의 문제

한방약의 부작용으로서 주의하지 않으면 안되는 것의 하나로서 방제중에 들어 있는 감초라는 생약의 분량에 문제가 있다. 감초를 반복해서 투여하면 쿠신피질(副腎皮質) 호르몬의 분비를 증가시키고 또한 혈중의 칼륨 양의 감소를 초래한다.

그 때문에 얼굴이 둥글게 만월(滿月)같이 되거나 손, 발에 부종(浮腫)이 생기거나 한다. 이 작용은 한방약 한 제[一劑]를 복용하는 정도로는 우선 일어나지 않지만 감초는 많은 한방방제의 구성 생약으로서 사용되고 있고 간장 등의 조미료에도 함유되어 있기 때문에 한방 익스트랙트제 등을 세 종류 이상이나 같은 시기에 복용하고 있으면 이와 같은 증상이 나타날 우려가 있다. 일반적으로 말해서 1일분의 한방방제에 포함되어 있는 생약으로서의 감초의 총량이 10그램까지면 우선 안심해도 된다고 한다.

한방처방으로 자기가 달이는 경우에는 처방을 낸 의사가 감초의 양을 조절하기 때문에 걱정은 없으나 익스트랙트제이면 이미 감초의 성분이 그 속에 함유되어 있어 그것만을 제거할 수는 없으므로 몇 가지 종류의 익스트랙트제를 복용토록 지시된 경우에는 환자쪽에서 감초의 총량이 과다하게 될 우려는 없는지 어떤지를 확실히 하기 위해서 물어서 알아두는 것이 좋다고 생각한다.

만일 그러한 두려운 느낌에 대해서 설명도 하지 않고 전적으로 무시해 버리는 의사가 있다면 그러한 의사는 멀리하는 것이 좋다.

위(胃)에 장해를 주는 경우

한방약을 복용하면 위가 나빠진다, 다른 것을 먹을 수 없게 되는 경우가 있다. 특히 구성생약으로서 지황, 당귀, 갈근, 마황 등이 들어가 있는 경우 이러한 호소가 많은 것 같다. 그러한 경우에 대응하는 첫째의 방법은 복약을 식전이 아닌 식후에 해보는 것이다.

위가 비어 있으면 약이 위점막에 넓게 작용하지만 음식물이 들어가 있을 때 약이 들어오면 위점막에 대한 직접적인 자극이 적어지기 때문이다. 다만 제7장에서 언급한 바와 같이 식전과 식후에는 위의 산도(酸度)가 변화되어 있고 한방약의 대사도 다소 달라지기 때문에 약에 따라서는 효능이 다소 감소하는 일도 있을 수 있으나 복용하지 않는 것보다는 훨씬 좋다고 생각한다.

그러나 그와 같이 하여도 더 위가 나빠진 느낌이 계속되고 식사도 약도 먹는 것이 고통스럽다면 사양말고 의사에게 이야기해서 처방을 바꾸도록 해보자. 한방을 전문으로 하고 있는 의사라면 반드시 좋은 대체(代替)처방이 머리 속에 있을 것이다. 이것은 중요한 일이기 때문에 주저하지 말고 의사와 상의할 것을 권장한다. 의사도 기꺼이 자기가 낸 처방의 영향을 듣고 별도로 위를 보호하는 약을 줄 것으로 생각한다.

고 오쓰카 게이세츠 선생은 한방약에서 위가 나빠질 때에는 방제에 황백(黃柏)을 가하면 수소(愁訴)가 없어지는 일이 있다라고 말하고 있고 황련해독탕(黃蓮解毒湯)과 삼황사심탕(三黃瀉心湯)에는 위점막 보호작용이 있다는 보고[히로시마대학 제1내과 스에나가(末永) 씨 등]도 1991년에 발표되어 있다. 또 팔미지황환(八味地黃丸)으로 위가 나빠지는 사람은 청주를 한잔 가득히 마시면 좋다고 한다(2배로 희석해도 괜찮다).

그 자체가 유독한 성분을 함유하는 생약

한방약의 부작용으로서 일반적으로 문제가 되는 마지막의 것은 부자(附子)라든가 파두(巴豆)라든가, 그 자체에 유독한 성분을 함유하고 있는 생약이 들어가 있는 한방방제의 경우이다. 그러나 의사는 서양약에서 극약, 독약을 처방하는 것과 마찬가지로 이들의 독성을 알고 사용하는 것이기 때문에 오히려 걱정할 필요가 없다고 생각한다.

오히려 문외한이 어떤 책을 읽고 "나의 병에는 ○○탕이 좋을 것 같다"라고 생각하여 의사에게 상의도 하지 않고 독단으로 한방방제를 복용할 때에 중독이 일어나는 일이 많은 것이 아닌가라고 생각된다. 부자, 파두 등은 서구식으로 말하면 독약의 부류에 들어가 있으나 그것이 생약의 형태로 되어 있으면 단속도 충분히 할 수 없고 또한 야생의 원식물을 채취해서 사용한다면 그것을 금지시킬 수도 없을 것이다.

"서투른 병법은 큰 부상(負傷)의 원천"이라는 속담이 있는데 약은 부상 정도가 아니고 생명까지도 위태롭게 하기 때문에 생약에 대해서도 방제에 대해서도 자기판단으로 사용하는 것만은 그만두

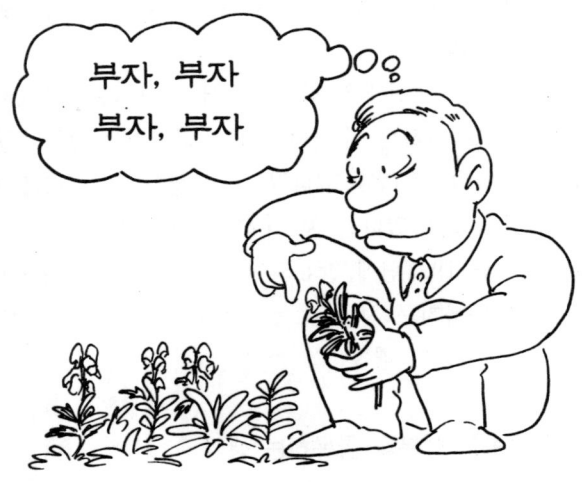

서투른 병법은 큰 부상의 원천

기 바란다.

명현(瞑眩)에 대해서

한방약의 부작용으로서 곤란한 문제는 '명현'이라는 현상이 있다. 이것은 한방약의 복용 중 갑자기 예기치 않은 불쾌증상(不快症狀)이 나타나는 것을 가리키고 있다.

다만 이것은 중독은 아니고 약에 대한 일시적인 반응이어서 계속해서 그 약을 사용하고 있으면 그와 같은 증상과 함께 본래의 병도 치유되는 경우를 말한다.

『서경』(書經)이라는 책에는 "만일 약이 명현을 일으키지 않으면 그 질환을 고칠 수 없다"라고 기재되어 있다. "약도 명현을 일으킬 정도가 아니면 듣지 않는다"라는 의미이다.

다만 질병이 호전된다고 생각하고 약을 복용하였는데 괴롭게 되거나, 토하거나 출혈이 있거나, 증상이 악화되거나 하는 경우 그것이 약의 부작용이 아니고 일시적인 명현인지 아닌지 환자는 물론 의사도 걱정이 된다.

이 부분의 감별을 어떻게 하는가는 어렵다고 생각한다. 책을 찾아서 읽어도 그것을 예지(豫知)하는 방법을 충분히 밝힌 것은 없다. 결국 명현이었다면 몇 시간 지나면 원래의 증상도 호전될 것이라고 생각하여 경과를 주의 깊게 감시하면서 약을 투여하는 것이 좋을 것 같다.

기타 한방약의 부작용

이상은 한방약 전반에 걸친 부작용에 대한 의견인 바 두세 개의 한방약(방제)에 대해서도 알아두는 것이 좋다고 생각되는 것을 생각나는 대로 조목별로 적어둔다.

1. 혈압이 높은 사람이나 협심증(狹心症)을 앓고 있는 사람[특히 교감신경억제제 계통의 혈압강하제를 복용하고 있는 사람]은 갈근탕을 복용하지 않는 것이 좋다. 방제의 마황 성분이 혈압을 높게 하고 혈압강하제의 작용과 길항(拮抗)하기 때문이다(상세하게는 말할 수 없기 때문에 담당의사와 상의 바람).

또한 이미 언급한 것처럼 갈근탕을 취침 전에 복용하면 잠이 안오는 경우가 있다. 마황 속의 성분에 각성(覺醒)작용이 있기 때문이다. 마찬가지의 일이 갈근탕에 한정되지 않고 마황탕, 마행감석탕(麻杏甘石湯), 계마각반탕(桂麻各半湯), 소청룡탕(小靑龍湯), 오적산(五積散), 방풍통성산(防風通聖散) 등 마황을 함유하는 방제에서도 일어날 수 있다는 것을 의사 이외의 사람도 염두에 두는 것이 좋을 것이다.

2. 앞에서도 말하였지만 어떤 종류의 항생물질을 복용하면 장내의 세균에 영향을 미쳐서 한방약의 대사가 변화하는 일이 있다.

3. 한방생약이 함유하는 여러 가지 성분 중에는 극히 드물지만, 그 대량(大量)을 계속해서 사용한 실험에서 변이원성(變異原性), 암원성(原性)을 나타내는 것이 있다. 그러나 한방약의 전액이나 익스트랙트제 중에 함유되어 있는 그러한 성분은 극히 미미하여 일년간 매일 복용한 양을 합쳐도 실험적으로 암이 발생하는 양의 수백분의 일 이하에 지나지 않기 때문에 걱정할 필요는 없다. 기형을 만드는 성질, 약물의존성 등에 대해서도 마찬가지이다. 한방약은 1000년 이상이나 걸쳐 사람에 대한 매우 많은 임상경험을 한 결과 그러한 사태가 일어났다는 보고가 없기 때문에 안심하여도 좋다고 생각한다.

그러나 그것은 사실이라 하여도 현대과학의 입장에서 다시 한번 재고해 보아야 한다는 의견도 있고 1991년부터 시작된 한방약 재평가기준에서는 장기간 복용하는 한방약에 대해서는 신약에 대해서 실시하고 있는 것과 마찬가지의 장기독성시험이나 특수독성시험을 하도록 결정되었다.

따라서 이 재평가가 종료되어 "적합하다"고 된 한방약은 장기간 복용해도 안전하다고 재차 증명되는 것이다.

4. 한방의학에서는 수증치료(隨証治療)라고 하는 것을 강조하기 때문에 '증'에 맞는 한방약을 복용하면 잘 듣는 반면에 '증'에 맞지 않는 약을 복용하면 듣지 않는 것은 물론 때로는 증상이 악화되는 일이 있을 수 있다고 한다.

어떠한 증상에 어떠한 한방약이 적합한가를 판정하는 일은 담당의사의 임무이고 또 머리말에서도 언급한 것처럼 이 책은 그 점은 언급하지 않기로 하고 있기 때문에 개개의 한방약의 사용상의 주의에 대해서는 생략한다.

다만 한마디 부언하면 서양약과 마찬가지로 한방약도 임신한 부인에게는 그 사용을 신중하게 할 필요가 있다. 다만 당귀작약산(當

帰芍藥散)은 비교적 안심하고 복용할 수 있다.

또한 고방파, 후세방파 등 유파(流派)마다 독특한 사용, 불사용의 차이가 있는 것 같다.

이 부근의 것은 한방에서도 전문적인 문제가 되기 때문에 여기서는 논하지 않기로 한다.

5. 구미(歐美)에서는 '호메오패시'(homeopathy)라는 치료법을 주장하는 일파가 있어 그들은 그 보급을 위한 의학교(醫學校)까지 가지고 있다. 그 사람들의 주장을 상세하게 말할 여유는 없으나 그 근본사상은 "그 질병과 가장 흡사한 증상을 야기시키는 약물로 그 질병은 치료할 수가 있다"(Similia Similibus Curantur)라는 것과 "사람의 약에 대한 감수성(感受性)은 병상(病狀)이 악화되면 높아지기 때문에 환자에게는 미량을 투여하는 것만으로도 충분한 효과가 나온다"라는 두 가지 원리로 되어 있다. 다만 그들은 10^{-30}몰 정도의 미량으로도 듣는다고 말하여 실소(失笑)를 자아내게 하고 있으며 현대 의약학자들 중에는 이 학설을 믿고 있는 사람은 그다지 없는 것 같으나 구미에는 이 설의 열성적인 신봉자도 있다.

그런데 왜 필자가 호메오패시론 등을 여기에 내놓았는가 하면,

가) 한방의 수증치료 사고와 아주 흡사하다는 점

나) 이 이론을 응용하면 한방의 명현을 설명하기 쉽다는 점

다) 간염의 치료약으로서 자주 사용되고 있는 소시호탕이 극히 드물게 간장을 손상시키는 일이 있으나 호메오패시론으로부터 생각하면 그러한 것도 유사한 것 사이에는 있을 수 있다고 말할 수 있다. 특이체질이라고 하는 것보다 이쪽이 설명하기 쉽다는 점

라) 약효의 과학적인 검정(檢定)에 이중맹검법이 있는데 그때 맛 등을 비슷하게 하기 위하여 플라세보로서 조사하려는 약의 1/10 정도를 함유하는 것을 사용하고 있는 경우가 있

으나 호메오패시론으로 보면 통상 약용량의 1/10로도 중증의 환자에게는 듣는 것이 되고 나아가서 이러한 것은 플라세보에는 적합치 않다, 이중맹검용에는 적합치 않다는 논의의 근거로도 된다는 점
등에 의한 것이다.

"독으로서 독을 제압한다"라는 말이 있는데 그 예로서 전갈(scorpion)의 독을 한방생약의 부자(바곳의 뿌리)의 독으로 해소한다는 사실이 수천년 전 아직 유럽과 중국의 교통이 전혀 없었던 시대에 유럽에서도 중국에서도 알려져 있었다고 하는 우연의 일치 [오쓰카 야스오(大塚恭男) 기타사토동양의학연구소 소장의 발견]에는 놀랄 뿐이다.

제 12 장
한방약의 대사

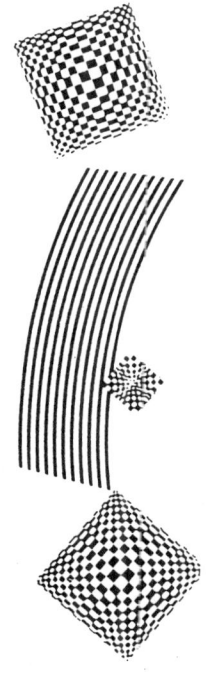

대사라 함은 약이 체내에 들어가서 흡수되어 여러 가지 화학변화를 받고 마지막엔 소변, 대변 또는 땀 등 속에 섞여서 체외로 배설되기까지 총칭하는 말이다.

또 동시에 그 도중에서 어떠한 화합물이 되었을 때 가장 효과가 잘 나타나고 어떻게 분해되어서 효과가 없어지는가, 그것들에는 어떠한 효소가 관계하고 있는가를 검색(檢索)하는 것도 중요한 작업이 된다.

그런데 한방약의 경우에는 함유성분의 종류가 매우 많고 그 하나하나에 대해서 조사하지 않으면 안된다. 그래서 한방방제의 대사연구는 매우 어려운 작업이 되어 깜깜한 밤에 총을 쏘는 것같이 되는 경우가 적지 않다. 이하 순서를 밟아서 설명하자.

약의 흡수

약이 '흡수'된다는 것은 어떤 것인지 여러분께서는 생각해 본 일이 있는지요?

흡수라 함은 "약이 체내에 들어가는 것이다"라고 말하면 그것도 전적으로 잘못된 것은 아니지만 입으로부터 들어간 약이 그대로 식도, 위, 소장, 대장을 통해 항문으로 나오는 경우는 그 약은 확실히 체내에는 들어갔으나 '흡수'되었다고는 말할 수 없다. 흡수라고 한다면 입으로부터 복용한 물질이 혈액 또는 임파액으로 들어 가지 않으면 안되는 것이다.

서양약에는 입에 넣는 것만으로도 흡수가 끝나는 것도 있고 그 중에는 직장(直腸)으로부터 흡수되는 것도 있으며 흡수만으로도 여러 가지 문제가 있다. 한편 어떤 종류의 하제(下劑) 등은 흡수되지 않고 효과가 있다.

따라서 다음과 같은 점을 먼저 머리속에 넣기 바란다. "입으로부터 복용한 한방약(또는 그 성분)이 혈액 중에 들어 와야 비로소 그것은 흡수되었다고 말할 수 있다."

주사에서는 피하(皮下)이건, 정맥이건 모두 주사한 시점에서 흡수되기 때문에 주사로 투여하는 서양약과 경구복용하는 한방약은 흡수되는 점에서 큰 차이가 생기는 것은 당연하다.

일반적으로 말해서 약의 효과는 흡수되어야 비로소 나타나는 것이기 때문에 한방약은 효능이 늦게 나타난다고 일컬어지는 원인의 하나는 이 흡수경로의 차이에 의한 것이 명백하다.

흡수된 후에 약이 받는 화학적 작용

주로 소장에서 흡수되어 혈중에 들어간 물질은 문맥(門脈)이라는 혈관을 경유해서 간장에 도달하고 여기에서 큰 화학변화를 받는다. 간세포 속에는 화학변화를 일으키는 많은 효소가 대기하고 있어 들어온 화합물을 질병에 유효한 물질로 바꾸거나 독성이 보다 적은 화합물로 만들거나 또는 작용이 없는 물질로 바꾸는 등, 목적에 적합한 여러 가지 화학변화를 일으킨다.

그리고 그것들은 혈류(血流)를 타고 간장에서 심장으로 가고 다시 목적지인 질환부위에 도달하여 효과를 나타낸다(그림 12·1 참조).

생체내로 들어 온 물질이 화학변화를 받는 장소는 간장 이외에도 몇 군데 있다. 그중에서도 비교적 유력한 것으로 소장내 세균에 의한 것이 있다. 세균이라 하여 나쁜 것만은 아니다. 장내로 들어온 물질은 화합물뿐 아니고 음식물류도 이 장내세균의 덕분에 흡수가 가능하게 되는 것이 적지 않다. 따라서 한방약의 효능이 음식물에 따라서 영향을 받는 일도 있을 수 있다.

역으로 한방약 중에는 장내세균의 활성에 영향을 미치는 것이 있다는 것도 알게 되었다. 장내세균이 현 상황대로 좋은가, 오히려 변화되는 편이 좋은가, 투여하는 한방약의 종류에 따라서 변화되는

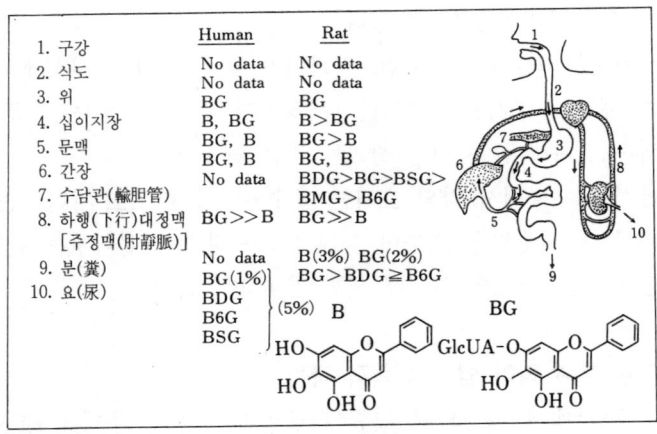

그림 12·1 바이카린[황금(黃芩)의 성분]의 생체내 대사

것 등을 현재는 알게 되었다.

다음에는 혈액, 그 다음에는 신장 등 여러 가지 장기(臟器)가 체내에서 물질의 화학변화(좁은 뜻의 대사)에 기여하고 있다.

한방약에서는 이와 같은 화학적 작용에 그 구성생약 중의 성분이 제법 크게 공헌하고 있을 것이라는 것은 임상효과로부터 추측되고 있으나 유감스럽게도 실험적으로는 아직 충분한 증명이 되어 있지 않다.

그것은 변명같다고 생각하는 사람도 있겠으나 단지 하나의 생약중의 단지 하나의 성분만을 추출해 내도 다음에 보여주는 것처럼 매우 많은 변화를 하고 있는 것으로부터 그 어려움을 이해할 수 있을 것으로 생각한다.

시호(柴胡) 성분과 오미자(五味子) 성분의 대사

나고야(名古屋)시립대학 약학부의 오기하라 사치오(荻原幸夫) 교수가 한방생약 시호(柴胡) 성분의 대사를 추구한 연구의 일부를,

교수의 허락을 받고 여기에 그 하나의 예로서 보여준다.

원래 시호의 성분으로 사포닌(saponin), 스테롤(sterol), 플라보노이드(flavonoid), 당(糖), 지방산 등이 함유되어 있으나 그 중에서 사포닌이 가장 중요한 성분이며, 그들 사포닌에는 사이코사포닌(saikosaponin) a, b_1, b_2, c, d 등이 있다. 이 중에서 사이코사포닌 d는 열수전액(熱水煎液) 중에는 거의 나오지 않는다. 사이코사포닌은 위에 들어가면 위산의 영향을 받아서 사이코사포닌 a는 주로 b_1이 되고 소량의 사이코사포닌 g도 생성된다. 사이코사포닌 d는 b_2로 변화한다.

이어서 장으로 들어가면 사이코사포닌 a는 프로사이코게닌 F, 사이코게닌(saikogenin) F로 변하고 사이크사포닌 b_1은 프로사이코게닌 A, 사이코게닌 A로, 사이코사포닌 g는 프로사이코게닌 H, 사이코게닌 H로 변한다.

그림 12·2는 사이코사포닌류의 화학구조와 사이코사포닌 a의 소화관 내의 변화를 나타낸 것이다. 사이코사포닌 a만의 변화를 조사해도 9종류의 화합물이 체내에서 생기기 때문에 다른 사포닌, 기타의 물질이 입으로 복용한 후 어떠한 변화를 받는가를 완전히 밝히는 것은 매우 곤란한 일이다. 그리고 그것들이 체내장기에 도달하였을 때에는 다소나마 상이한 작용을 나타내기 때문에 시호중의 진짜 유효성분은 무엇이냐고 질문을 받아도 대답이 어렵게 된다. 제6장에서 언급한 소시호탕 중전(重煎)의 의의(意義) 등을 조사하려면 우선 이 언저리에서 막혀 버리는 것이다.

다음으로 쓰쿠라생물화학연구소와 약리연구소의 공동연구에서 한방생약 오미자(五味子)의 한 성분으로서 고미신 A(gomicin)라는 것을 추출하여 그림 12·3 왼쪽 위의 화학구조를 결정하였는데 이것을 쥐에게 투여하니 대사물로서 AⅡ, AⅢ, B, D, E, F, G, H 등이 발견되었다. 그것들은 그림과 같은 변화를 받아서 요나 담즙

136

위액 산성에서의 사이코사포닌의 변화

장내세균에 의한 사이코사포닌의 대사

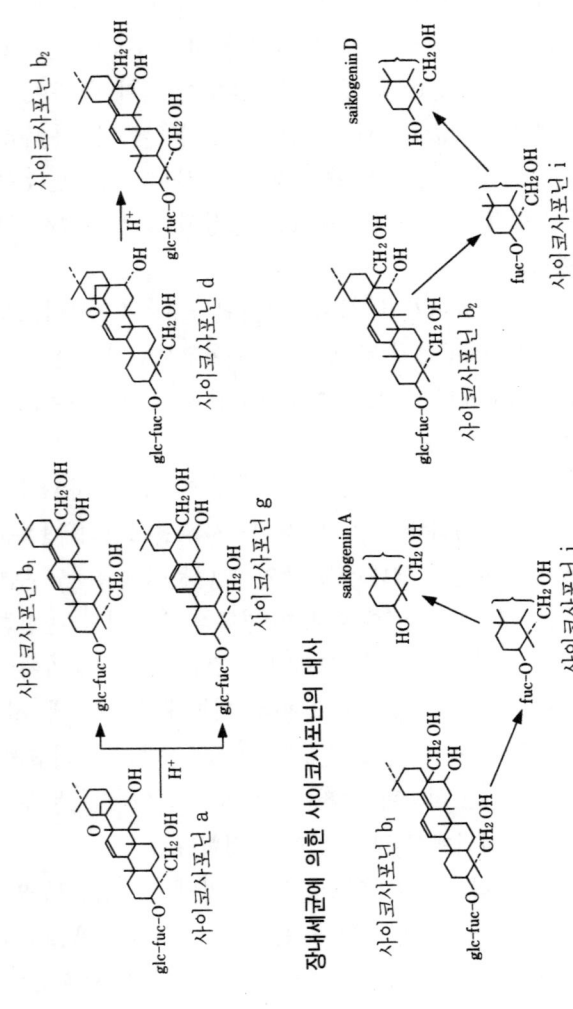

그림 12·2 시호(사이코사포닌)의 대사, 체내동태(動態)

제12장 한방약의 대사 *137*

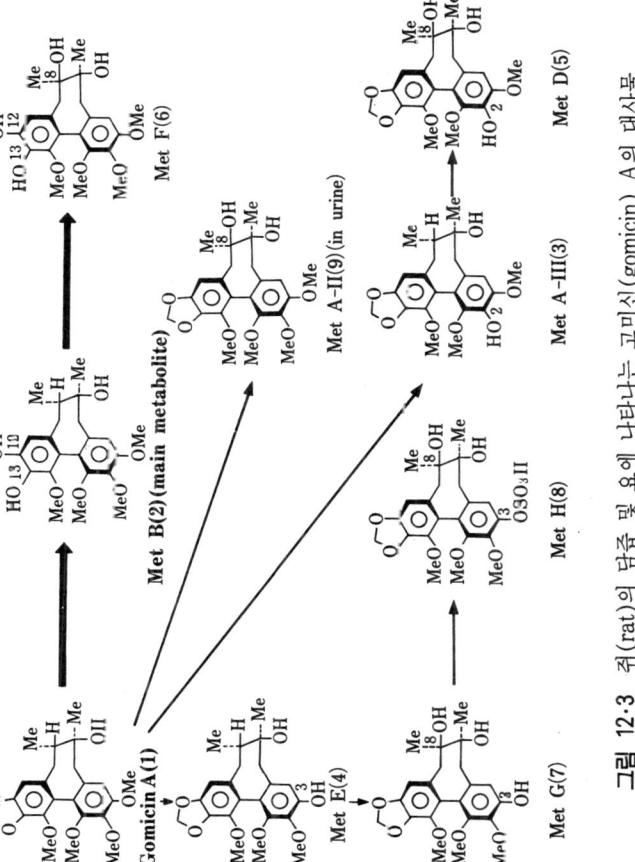

그림 12·3 쥐(rat)의 담즙 및 요에 나타나는 고미신(gomicin) A의 대사물

으로 배설되는 것을 알게 되었다. 그리고 그들의 대사물에 어떠한 작용이 있는가도 검색하였다.

이 경우도 추구해 가면 염교의 껍질을 벗기는 것과 마찬가지로 어느 것이 진짜 주성분이라고 해야 할지 분명하지 않게 된다.

이상 불과 두 가지 예만 들었으나 이것만으로도 한방약의 대사 연구와 주성분의 결정은 얼마나 어려운 작업인가를 알 수 있으리라고 생각한다.

약의 분해와 배설

약의 효능은 각각의 약에 따라 그 유효시간이 다르다. 이 차이는 주로 성분화합물의 혈중농도에 비례하고 있으나 혈중 알부민(albumin) 등과 결합(포합, 抱合) 정도에 따라서도 달라진다. 학문적으로는 효과가 최고 때의 1/2이 되는 것은 투여 후 몇 분인가를 조사하여 그 시간을 t/2로 하여 유효시간을 나타내는 기준으로 하고 있다.

약에는 흡수 후 즉각 효과가 나타나서 단시간 내에 최고치에 도달하고 단시간 내에 효과가 소실되는 것도 있고 효과가 천천히 나타나서 장시간 고원상(高原狀)으로 효능을 나타낸 후 효력이 없어지는 것 등 여러 가지가 있다.

이것은 어떠한 원인으로 일어나는 것일까? 한 가지는 약 자체가 혈중에서 감소되어 가기 때문인 것이 확실하고 그것은 주로,

(가) 약이 화학적 변화(산화, 환원, 포합)를 받아서 효력이 없는 것으로 변한다.

(나) 약이 화학변화를 일으킨 후 또는 일으키지 않은 채로 대, 소변 속으로 배설된다.

(다) 약이 몸 속의 모든 조직에 흡착되어 약의 혈중농도가 엷어진다.

등에 의한 것으로 생각된다. 그 중에서도 (가)의 화학변화와 (나)의 약의 체외 배설이 큰 역할을 하는 것은 확실하다.
　그런데 인체에서 흡수된 물질이 많이 배설되는 것은 요(尿)이고, 다음이 분(糞)이다. 그 중에는 담즙(胆汁)으로 나와서 담즙과 함께 십이지장에서 다시 흡수되어 소장 - 문맥 - 간장 - 담즙 - 소장으로 순환하면서 결국은 대변 속으로 나오는 것도 있다.

요(尿)로 배설

　요 속으로 나오는 것은 물에 녹아 있지 않으면 안되기 때문에 물에 불용성인 물질은 체내에서 산화, 환원 또는 포합(抱合)작용을 받아서 수용성 물질로 되어 신장으로부터 배설된다. 약 자체가 수용성이라도 그것이 몸의 지방조직 등과 포합되어 있으면 혈액으로의 재출현(再出現)이 늦어지고 나아가서는 요중배설도 늦어진다. 또 간장에서 화학변화를 받은 것이 담즙과 함께 소장으로 나와서 거기에서 다시 흡수되기 때문에 작용이 길어지는 것은 이미 언급한 바와 같다.
　복용한 약 성분의 일부가 땀이나 유즙(乳汁)으로 나오는 일도 있고 대황을 함유하는 한방방제를 복용하고 있는 어머니의 젖 속에 대황의 성분인 센노사이드가 나와 있어 유아(乳兒)가 설사를 하는 경우가 있는 것은 주의하지 않으면 안된다.
　옛 한방의학에서는 "사(邪)가 표(表)에 머무르고 있는 동안은 발한(發汗)시킴으로써 사를 제거하면 된다"라는 설명을 하고 있으나 현재의 과학에서는 땀의 성분으로서는 99.5%의 수분 이외에는 식염이 주된 것이고, 기타 미량의 무기물과 암모니아 등이 검출될 정도여서 한방에서 말하고 있는 것처럼 질환의 초기에 발한약(發汗藥)을 투여하면 땀 속에 무언가 몸에 좋지 않은 물질(사, 邪)이 배출된다는 증거는 없다.

여담이지만 한방의학에서는 땀에 관해서는 상당한 관심을 보여 같은 증상이라도 다한(多汗)과 무한(無汗)에서는 처방을 전적으로 바꾸지만 서양의학에서는 땀에 대한 대응이 적은 것 같다.

이와 같이 약 효능의 장단(長短)이라든가 배설의 경로에 따른 영향은 각각 약에 따라 다르고 동시에 환자의 간장, 신장, 대장 등의 기능상태, 장내세균의 상태 등에 따라서 크게 변화하기 때문에 서양약뿐 아니고 한방약을 복용하고 있는 사람도 그러한 사실이 있다는 것을 알아둘 필요가 있다. 그리고 요, 대변(大便) 등의 색깔이나 형태에 변화가 있었을 때에는 의사에게 이야기를 하는 것이 현명하다(대황이 들어간 방제를 복용하면 요가 빨갛게 되는 것은 잘 알려져 있다).

한방약과 수용체(受容體)의 복잡한 관계

"약이 효과가 있다는 것은 그 화합물이 생체가 가지고 있는 수용체와 결합해서 수용체로부터 시그널(signal)이 세포막을 통해서 목표장기의 세포내에 전달된 결과 일어난다"라는 설명은 현재 많은 학자의 찬동을 얻고 있다.

물론 하제(下劑) 등에는 이와 같은 수용체와 관계없이 침투압(浸透壓)의 차이로 수분이 대장내로 끌어 모아지는 것도 있다.

다만 계속적으로 효능이 있는 신약이 나오는 데에 반해서 생체쪽의 수용체 수는 유한(有限)이어서 그와 같이 무한으로 증가하는 화합물에 일일이 대응할 만큼 많이 있다고는 생각되지 않는다. 즉 생체가 가지는 수용체에는 한도가 있을 것이다. 그렇다면 무한으로 증가하는 화합물에 어떻게 대응해서 약효가 나타나는 것일까.

최근의 학설에서는 생체내에서는 통상의 분석으로는 알 수 없는 정도의 미량이나마 여러 가지 화합물이 만들어져서 체내를 돌고 있으며, 생체는 그것들에 대해서 각각 수용체를 가지고 있다. 그와

제 12 장 한방약의 대사 *141*

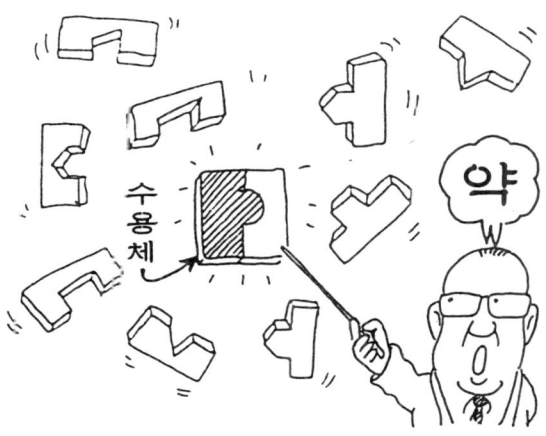

수용체에 결합한 것만 약이 된다

같은 미량인 물질 또는 그것과 극히 유사한 구조의 화합물이 분비되든가, 밖으로부터 체내로 들어오든가 하면 수용체는 그것과 결합해서 작용을 나타낸다. 이것을 다른 말로 표현하면 생체가 미리 가지고 있는 여러 가지 수용체의 어느 것인가에 결합하는 물질이 약이 되는 것이고 수용체와 결합하지 않는 화합물은 약으로서의 효과는 나오지 않는다. 목표장기의 수용체와 결합할 수 있는 것만 약이 된다.

예전에는 수용체라는 것은 상상(想像)의 물체라고 생각되었는데 연구가 진행됨에 따라서 확실히 그러한 것이 있다는 것이 확인되었다. 예를 들면 모르핀(morphine)의 화학구조 중의 탄소(C)나 수소(H)에 방사능을 붙여서 동물에 주사하면 그것에 의한 방사능은 전신(全身)에 한결같이 인정되는 것은 아니고 조직중의 특수한 물체(구즈물)에만 존재하고 있는 것을 장기의 얇은 절편(切片)을 사진건판(寫眞乾板)에 실어서 감광(感光)시키면 분명히 알 수 있다.

이 특수한 구조물이 모르핀의 수용체이다.

　그러면 왜 모르핀은 체내의 특정 구조물에만 결합하는 것일까. 이에 대해서는 양자론(量子論)적인 설명이라든가 여러 가지가 있는 것 같으나 많은 학자는 마치 열쇠와 자물쇠의 관계처럼 그 약의 화학구조가 특정의 수용체의 구조와 결합하기 쉬운 형태로 되어 있기 때문이라는 설을 지지하고 있고 그 형태가 어떠한 것인가에 대한 연구도 여러 가지 발표되고 있다.

　그런데 통상 하나의 화합물은 한 종류의 특정의 수용체 이외에는 결합하지 않는 것으로 되어 있으나 잘 조사해 보면 모르핀의 수용체가 한 종류가 아니고 '뮤'(μ)라든가 '카파'(κ)라고 이름이 붙여진 수용체와 결합하는 것이 대부분이지만 다시 '델타'(δ)라는 수용체와도 다소 결합한다는 것을 알았다. 그리고 모르핀의 진통작용은 '뮤'수용체와 결합하는 경우에 강하게 나타난다는 것도 알게 되었다. 또한 모르핀 모양의 진통효과를 나타내는 화합물은 많이 있으나 그것들이 결합하는 수용체는 반드시 뮤(μ)는 아니고 강한 효과를 나타내는 수용체도 화합물마다 각각 다르다.

　마찬가지로 그와 같은 강한 진통효과를 나타내는 화합물과 구조상 상당히 닮아 있으면서도 진통효과를 나타내는 않는 것도 있다. 따라서 그러한 것이 수용체와 결합하면 모르핀은 결합하는 상대가 없어지고 진통효과가 나타나지 않게 된다. 그래서 그러한 화합물은 모르핀 길항약(拮杭藥)이 된다.

　조금 설명이 길어졌으나 약의 효능은 생체가 미리 가지고 있는 수용체와 결합함으로써 나타난다는 것의 세부적인 설명, 증명은 아직도 완전하다고 말할 수 없는 부분도 있으나 현재는 대부분의 학자가 승인하고 있는 학설이다.

한방약의 우수성

이미 몇 번씩이나 언급하였지만 한방약(방제)은 각종 생약을 혼합해서 달인 액이다. 하나의 생약 중에도 주성분이라고 일컬어지는 1~3 정도의 화합물 이외에 다수의 미량의 화합물이 함유되어 있다. 한방약은 그러한 생약의 적어도 두 가지, 많은 경우는 10 이상 20종류나 되는 것으로 구성되어 매우 다수의 화합물이 섞여 있다. 따라서 그 대사를 상세하고 동시에 분명하게 조사하는 것은 상당히 어렵다.

더욱이 이들의 극히 다수의 화합물이 달이고 있는 동안에도, 위에 있는 동안에도, 또 장이나 간장에서도 상당히 화학적인 변화를 받는다는 것, 그렇게 변화한 성분이 또 서로 작용해서 새로운 작용을 일으키는 등의 일이 있으므로 그 복잡성을 풀어 헤치는 것은 대단한 작업이 된다.

그러나 이러한 것들은 한방약의 특징이라고 할 수 있는 것으로서 한방약 특유의 효과를 나타내는 큰 이유기도 하다. 보통의 경우 자물쇠에 맞지 않는 열쇠라고도 할 수 있는 성분이 다른 생약의 성분, 또는 그 대사산물(代謝産物)의 영향으로 화학적 변화(대사)를 받은 결과 자물쇠와 맞는 열쇠로 바뀔 가능성을 한방방제에서는 다분히 생각할 수 있다.

생체가 가지는 수용체의 수에는 한도가 있으나 한방생약의 여러 가지 성분이 각각 단미(單味)의 전액성분으로서는 수용체에 결합하지 못하였는데 다른 생약성분이 공존하고 있기 때문에 대사가 바뀌어서 적당한 수용체와 결합될 수 있다면 이것은 훌륭한 것이다. 1000년이 넘는 긴 세월 동안에 시행된 많은 임상실험에서 이치는 모르더라도 그렇게 생각하면 설명이 될 수 있는 결과가 나올 것이다. 필자 등이 한방약에 대해서 특히 대사를 중요시하는 것은 이와 같은 점에 있다는 것을 장황하지만 철저하게 말해 두고 싶다.

한방약의 대사에 대해서 개개의 생약마다 해설하여 가면 방대한 것이 되고 또한 어떤 성분화합물의 대사가 다른 성분에 의해서 어떻게 영향을 받는가에 대해서는 매우 중요한 문제이면서도 유감스럽게도 아직 그다지 연구가 되어 있지 않기 때문에 이 정도로서 끝마치고자 한다.

이 장의 결론으로 한방방제의 우수한 점은 구성생약 상호간의 약리작용의 영향에 있는 것은 물론이고 그때 나타나는 대사물(代謝物)끼리의 상호작용에도 크게 관련되어 있다는 것을 강조하고 싶다.

제 13 장
한방약의 약리

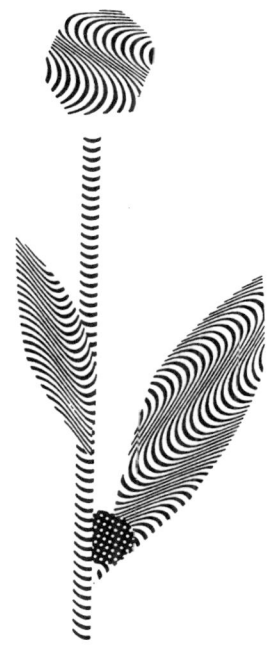

이제까지 몇번이나 언급하여 온 것처럼 한방방제의 좋은 점은 그것을 구성하고 있는 2종류에서 20종류 정도까지의 생약이 서로 교묘하게 다른 생약의 효과를 증강시키거나 바람직하지 못한 부작용을 억제하거나 하는 점에 있다. 하나의 구성생약 성분의 작용이 공존하는 다른 다수의 생약과 때로는 플러스로, 때로는 마이너스로 서로 작용해서 그것들이 통합된 결과가 효능으로 나타난다. 따라서 한방방제 중의 한 가지 종류의 생약만 연구하여도 그것은 불충분하다.

　또한 구성생약의 수가 많아지면 조합(組合)의 수가 증가하여 각각의 조합으로 만든 것의 여러 가지 약리작용과 대사의 관련을 조사하여 가지 않으면 안된다. 아무리 컴퓨터가 발달하여도 약의 유효성(약리작용)과 독성은 최종적으로는 여러 가지 동물에 대해서 여러 가지 실험을 하지 않으면 결정되지 않기 때문에 한방방제의 약리작용 연구는 다른 서양약처럼 하나의 순수한 화합물인 경우에 비해서 수십 배의 작업이 필요하다.

　서양약이 바이올린이나 피아노의 솔로 연주와 같은 것이라면 한방약은 오케스트라 같은 것이어서 각각의 부분 연주가 확실하지 않으면 안되고 화음(和音)이나 전체 음의 강약이나 속도의 조화가 매우 중요하다는 것은 앞에서도 언급하였다. 한방약의 약리도 이와 아주 흡사해서 하나하나의 생약의 약효가 다른 생약과 서로 어떻게 관련하고 있는가를 전부 조사하지 않으면 안되기 때문에 대단한 일이 된다.

한방방제 약리연구의 어려움

　한방방제의 약리작용에 대해서 공통적으로 말할 수 있는 것은 그 방제 중에 함유되어 있는 가장 효능이 있을 만한 어떤 하나의 생약을 달인 경우보다도 방제 전부를 함께 달인 경우 쪽이 잘 듣

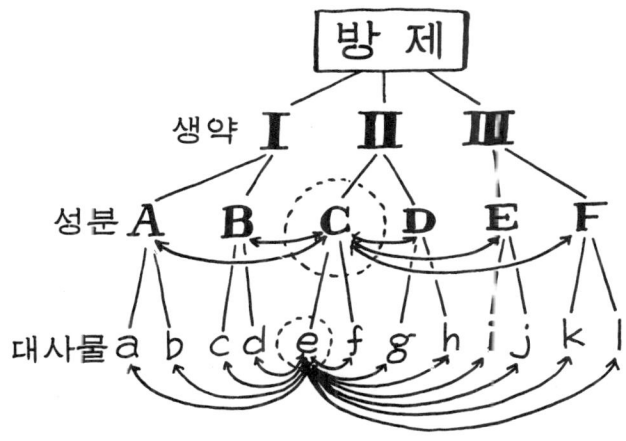

하나의 성분, 대사물에만 주목하여도 상호작용은 복잡하다.

는(또는 오라 듣는) 것, 또한 방제 전부를 함께 달인 것을 복용한 경우와 방제의 각 성분을 따로따로 달여서 익스트랙트 분말로 하여 그 분말을 방제의 구성생약과 같은 비율로 혼합한 것을 복용한 경우는 전자, 즉 방제 전부를 달여서 만든 익스트랙트 분말 쪽이 잘 듣는다는 것, 이 두 가지는 몇년 전에 필자 등도 꼼꼼하게 실험해서 확인한 것으로서 자신있게 말할 수 있다.

○○탕 익스트랙트 분말 등을 만드는 것보다도 각각의 구성생약의 익스트랙트 분말을 만들어 두고 그것을 적당히 섞어서 사용하면 편리하다그 말하는 사람도 있으나 필자 등의 동물실험의 결과에서도 역시 한방방제는 선인이 가르친 방법대로 만든 것이 가장 잘 듣고 생약 각각의 익스트랙트를 혼합한 것으로는 충분하지 않다고 절실히 느끼고 있다. 동시에 이만큼의 구성생약의 종류와 양을 어떻게 해서 교묘하게 결정한 것일까, 이것을 결정하기까지에는

얼마만큼의 경험의 축적이 있었던 것일까에 대해서 감탄하지 않을 수 없다.

중의학에서도 한방방제와 동일한 것을 사용하고 있는 경우도 있으나 많은 경우 그 구성생약의 종류가 훨씬 많게 되어 있다. "그와 같은 많은 종류의 생약을 혼합한 경우 그들간의 상호작용은 어떻게 되는 것일까, 이 점은 충분히 조사되어 있는 것일까"가 약리학자로서의 필자가 예전부터 의문으로 여기는 점이다.

약물간 상호작용의 복잡성

한방의학에서는 예부터 생약의 상호작용에 대해서 다음과 같은 술어와 실례(實例)가 전해져 왔다.

1. **상수(相須)** : 같은 성질의 생약의 조합에 의해서 작용을 서로 증강시키는 것

    예 :

    마황(麻黃)+행인(杏仁) 황련(黃蓮)+황금(黃芩)
    계피(桂皮)+인삼(人蔘) 복령(茯苓)+백출(白朮)

2. **상사(相使)** : 다른 성질의 생약의 조합에 의해서, 그중의 하나의 생약의 약효가 다른 생약의 존재에 의해서 보다 효과가 증대되는 것

    예 :

    당귀(當歸)+천궁(川芎) 시호(柴胡)+황금(黃芩)
    복령(茯苓)+인삼(人蔘) 감초(甘草)+인삼(人蔘)
    백출(白朮)+감초(甘草)

3. **상외(相畏)** : 어떤 생약과 다른 생약이 서로 억제하여 한쪽의 생약의 유해한 작용을 억제하는 것

    예 :

    반하(半夏)+생강(生薑) 당귀(當歸)+생강(生薑)

포부자(炮附子)+감초(甘草)
천궁(川芎)+황련(黃蓮)

4. **상오(相惡)** : 두 종류의 생약이 함께 있으면 양쪽 모두 효과가 감약(減弱)되는 것, 다만 다른 생약과의 배합으로 공존하는 경우는 별도이다.

예 :

황금(黃芩)+생강(生薑) 마황(麻黃)+모려(牡蠣)
마황(麻黃)+석고(石膏)

이상과 같은 원칙이 있고 또 앞의 네 종류처럼 상호작용은 분명치는 않으나 옛날부터 즐겨 사용되고 있는 조합(組合)으로 작약(芍藥)+감초(甘草), 계지(桂枝)+감초(甘草), 인삼(人蔘)+감초(甘草), 대조(大棗)+생강(生薑), 반하(半夏)+생강(生薑) 등 상당히 많은 것이 있다.

또한 마황(麻黃)+계지(桂枝)에서는 발한(發汗)을 초래하는 데에 반해서 마황(麻黃)+석고(石膏)에서는 지한(止汗)작용을 나타낸다고 하는 것처럼 다른 생약에 의해서 효과가 역전하는 경우도 있다.

예를 들면 천식(喘息) 등에 즐겨 사용하고 있는 마황행인감초석고탕(麻黃杏仁甘草石膏湯)에 대해서 고찰하면 마황과 행인은 상수(相須)가 되고 마황과 석고는 상오(相惡)의 예외가 되어 땀이 나오지 않게 된다. 또 감초와 석고의 조합은 적지 않은 방제에 사용되고 있기 때문에 무언가 바람직한 상호작용이 있다고 추측된다.

이와 같이 고찰하여 가면 마황행인감초석고탕을 구성하고 있는 네 가지 생약은 각각 다른 생약과 상호작용을 가지고 있어서 그 상호작용에 어떤 종류의 효과를 강화시키거나 길게 하거나 하는 동시에 어떤 작용을 약화시키기도 하는 것으로 생각된다. 마황행인감초석고탕은 네 가지 생약으로 구성되어 있기 때문에 아직은 무언가 설명이 가능하지만 방풍통성산(防風通聖散)과 같이 18종류나 되는 생약의 혼합물이 되면 도저히 그 생약간의 상호작용을 완전히 검색하는 것은 불가능하다.

한 가지를 뺀 시험법

그래서 편법으로서 18종류 중의 어느 것인가 하나의 생약을 제외시킨 방제를 만들어 그 익스트랙트의 효과를 완전방제의 그것과 비교하는 '한 가지를 뺀 시험'이라는 것을 해서 그 결과로부터 어떤 생약은 그 방제의 작용 발현상(發現上) 없어서는 안되는 것이라든가, 그것이 없어도 작용에 크게 영향을 미치지 않는다든가 하는 것으로서 추측하는 방법을 채택하는 일이 많아졌다.

그림 13·1은 어떤 항전간약의 '한 가지를 뺀 시험'의 결과를 표로 만든 것인데 이 표를 보면 9종류의 구성생약 중에서 작약과 황금 등은 상당히 이 약효발현에 공헌하고 있으나 생강만은 전혀 없어도 같은 효과가 나오고 있다.

그렇다면 생강의 존재는 무의미한 것인가 하면 상오(相惡)의 경우처럼 생강은 다른 생약의 독성을 내리거나 전액을 마시기 쉽게 하는 효과가 있다고 생각되기 때문에 역시 존재의 의의와 가치가 있다고 이해된다.

중의학(中醫學)방제에 대한 비판

이와 같은 실험결과로부터 생각하여도 각각의 한방방제라고 하는 것은 참으로 잘 되어 있는 것이고 또한 무언가를 가하거나 감하거나 할 필요가 없는 최하한(最下限)까지 골라낸 구성으로 되어 있다는 것을 알 수 있다. 필자가 '한방약 구성의 묘'라고 몇 번이나 말하고 있는 것도 바로 이 점에 있다. 물론 증상에 따라서 각각의 생약의 양을 다소 증감시키는 일은 있으나 다시 다른 생약을 가하

제 13 장 한방약의 약리 151

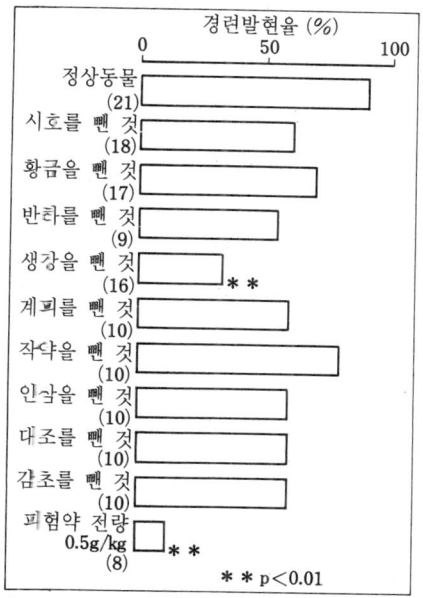

그림 13·1 항전간(간질)약의 한 가지를 뺀 시험결과

거나 어떤 생약을 뺀다는 것은 많은 전례(前例)가 없는 한 매우 신중하게 하지 않으면 안된다고 생각한다.

 이 점에서 현재의 중의학의 투여방법은 갑의 생약에는 어떤 효과가 있고 을의 성약에는 이러한 효과가 있으니까라는 사고방식으로부터 갑, 을, 병, 정……이라는 다수의 삼약(20종류 이상이 되는 일이 가끔 있다)을 합쳐서 그때마다 방제를 만들어가는 방법을 채택하고 있는데 그들 생약의 상호작용에 대해서 어느 정도 검토가 이루어졌는가에 의문이 남고 필자로서는 동의할 수 없는 것이다.

 이와 같이 현저 일본의 한방방제와 중의학의 방제는 사용하는 개개의 생약은 거의 같은 것이지만 그 방제구성의 사고방식이 전혀 다른 것이다. 전자는 천수백 년의 임상경험으로부터 취사선택된 것임에 반하여 후자는 개개의 생약의 약효를 총합해서 '증'에 맞도록 정리한 것이다. 그래서 후자도 효과는 있겠으나 천수백 년의 긴 세월(현재도) 동안 전적으로 같은 구성으로 사용되고 모든 점에서 충분한 스크리닝(screening, 선별)이 이루어져 있는 것과 어떤 증상에 좋다는 생약을 많이 혼합하는 것만으로 그 구성생약간의 상호작용 등을 잘 모른 채로(또는 오행설 등을 채용해서) 무작정 많은 생약을 가하고 있는 것은 역시 전자의 승리를 선언하고 싶다.

　물론 중의약학에도 옛날부터의 방제를 사용하는 경우도 적지 않아서 그것은 좋으나 그 방제의 선정에 활혈화어(活血化瘀)라든가 신온해표(辛溫解表)라든가 서양의학을 배운 사람들이 납득할 수 없는 많은 술어를 사용해서 변증치료(弁証治療)를 하는 것에 대해서도 찬성할 수 없다. 장차 그들이 사용하는 다수의 생약 사이의 상호작용의 설명이 가능할 때가 오면 필자도 자진해서 중의학방제를 사용할 것이다. 그러한 때가 빨리 오기를 필자도 바라고 있다.

제 14 장
내분비와 한방약

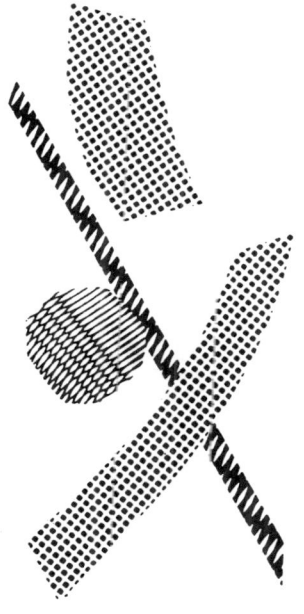

한방약이 내분비에 미치는 영향

생체내에서 만들어진 물질 중에서 몸 밖으로 나오는 것을 가리켜서 외분비물질(예를 들면 눈물, 땀, 가래 등)이라 말하고 혈관 내에 들어가서 몸 속을 순회하는 작용을 나타내는 물질을 내분비물질[예를 들면 인슐린, 아드레날린(adrenaline), 티록신(thyroxine) 등]이라고 말한다. 호르몬은 그 후자를 총칭하는 말로서 원래는 생리활성을 자극증진시킨다는 의미로 붙여졌으나 현재는 억제하는 것도 포함되어 있다.

또한 예전에는 내분비물질이라고 하면 어떤 장기에서 만들어져서 혈류(血流)로 먼 곳에 운반되어 거기에서 작용을 나타내는 것으로 생각되었으나 현재는 조직이나 세포에서 독립적으로 만들어져서 근접한 세포에 작용하는 것도 있기 때문에 '내분비'(內分泌)의 엄격한 정의가 어렵게 되었다.

또한 내분비물질은 신경과 매우 밀접하게 관련되어 있기 때문에 신경전달물질(傳達物質)과 구별이 어렵게 되었고 넓은 의미로 해석하면 체내에서의 각종 화학적 전달물질은 모두 내분비에 포함되게 되었다.

따라서 생리학, 면역학 등의 진보에 따라서 내분비학의 범위도 넓어지고 동시에 지금까지 설명이 불가능하였던 한방약의 약효를 나타내는 메커니즘이 내분비 측면에서 해명이 가능하게 된 것이 적지 않다.

그러한 의미에서 한방약의 내분비에 미치는 영향에 대한 연구는 이제까지 블랙박스(black box)였음과 동시에 보물섬이기도 하였던 셈이다.

한방약의 효능에 대한 연구를 주임무로 하는 쓰무라약리연구소에서 면역과 대사에 병행해서 한방약의 내분비에 대한 연구에 힘을 쏟은 것은 이와 같은 목표가 있었기 때문이다.

다만 내분비학이 안고 있는 범위가 매우 넓기 때문에 현실적으로 검색하고 있는 부분은 내분비학의 극히 일부에 지나지 않는다는 아쉬움은 남는다. 그것들은 국내외의 전문가에게 의뢰하는 길밖에 없다.

그러나 다른 곳의 연구가 진전되면 한방약의 약효가 그만큼 해명되는 것이기 때문에 치료상으로도 또 제품의 판매에도 좋은 영향을 미치게 된다. 이 방면의 연구가 세계적으로 확대되도록 필자는 마음으로부터 바라고 있다.

엔도르핀(endorphin)과 엔도세린(endoserine)

근년 내분비학은 빠른 발전을 하였다. 세분하면 몇 백이라는 내분비물질이 생체 중에서 생겼다가는 없어져가는 것을 알게 되었다.

예를 들면 뇌에서 엔도르핀이라는 진통물질이 분비되고 침구치료에 의해서 그 분비가 증가하는 것이나 지금까지는 단순히 요를 저장하는 주머니로 밖에 생각하고 있지 않았던 방광에서 내분비물질이 나오고 있다는 것 등이 밝혀졌다. 장차 연구가 진행되면 체내의 모든 장기는 각각 몇 개의 내분비 물질을 분비하고 있는 것을 알 수 있을지도 모른다. 더구나 그들 분비물은 양적으로는 미량일지라도 그것이 분비되지 않으면 생체는 그 기능을 충분히 발휘할 수 없게 되는 중요한 물질이다.

이 수년간 학계에서 큰 흥미를 가진 것은 와타나베(渡辺) 교수(현 교토대학)가 발표한 혈관내피세포(內皮細胞)에서 분비되고 있는 것이 확인된 엔도세린일까? 이것의 분비에 의해서 혈관의 수축이 일어나서 지혈(止血)에 직접 관계가 있는 한편, 반대로 이 분비를 억제하는 물질을 발견하면 혈액응고를 억제하는 약이나 새로운 혈압강하약이 될 수 있을 것이라는 등 여러 가지가 고찰되어 엔도세린에 대해서는 많은 방면의 연구가 부쩍 늘어났다고 한다.

내분비 부위	호르몬의 명칭	작용
뇌하수체전엽 (腦下垂體前葉)	성장호르몬	연골, 골의 발육촉진
	갑상선 자극호르몬	갑상선의 발달과 분비기능의 촉진
뇌하수체후엽 (腦下垂體後葉)	혈압상승호르몬(바소프레신, vasopressin)	말초혈관수축, 세뇨관(細尿管)의 수분흡수
갑상선 (甲狀腺)	티록신(thyroxine)	성장과 분화촉진, 기초대사의 상승
췌장랑게르한스섬	인슐린(insulin)	글리코겐의 합성, 당의 이용
부신피질 (副腎皮質)	무기질 코르티코이드(corticoid)	Na의 배출억제, K의 배출촉진, 수분의 교대조절
부신수질 (副腎髓質)	아드레날린(adrenalin)	글리코겐의 당화, 교감신경흥분
난소황체 (卵巢黃體)	황체호르몬(프로게스테론, progesterone)	자궁점막의 증식, 착상(着床)촉진, 진통(陣痛)억제

그림 14·1 주요 호르몬과 그 분비부위, 작용

그 밖에 심장에서는 강심(强心)작용이 있는 호르몬이 나오고 있다는가, 신장으로부터는 혈압을 높이는 호르몬이 나온다든가, 내분비에 대해서는 예전부터 매우 많은 보고가 있고 책이 몇 권 나와도 중복되지 않을 정도이다.

또한 근년 여성 호르몬의 생성이나 작용을 억제하는 화합물이 유방암의 내과적 치료약으로서 사용되었는데 한방방제인 당귀작약산(當歸芍藥散) 등도 이와 마찬가지의 작용을 가지고 있음을 알게 되었다(후에 서술).

한방약이 듣는 이유의 일부가 밝혀졌다

원래 한방방제의 효능은 오로지 경험에 바탕을 두고 결정된 것으로서 한방약은 내분비학이나 호르몬의 결정 등이 있기 천수백

년 전에 만들어져 있던 약이기 때문에 효과가 있는 이유가 내분비의 측면에서 설명이 될 수 있을 것이라고는 전혀 생각하지 않았다.

그런데 내분비학이 진보, 발전함에 따라서 어떤 종류의 한방약의 효과는 각각의 내분비계에 작용하기 때문이라는 것을 겨우 알게 되었다. 지금까지 설명할 수 없었던 한방약 작용의 일단(一端)이 내분비학의 진보에 의해서 명쾌하게 설명할 수 있게 된 것은 면역학의 발전과 함께 한방약의 효과는 미신이라고 말하고 있던 사람들의 무지를 깨우쳐 준 의학 상의 큰 공헌이었다고 생각한다.

부신피질 호르몬은 아는 바와 같이 환자의 여러 가지 통증을 신속히 해소시켜 주지만 동시에 그 사용량이 많거나 길거나 하면 각양각색의 부작용이 나온다. 한편 한방방제 중에는 서양약 정도는 아니라도 부신피질 호르몬을 분비시키는 작용이 있는 것이 있다. 그리고 이것은 고도의 분비를 초래할 정도로 강력하지는 않다. 그러므로 부신피질 호르몬을 투여하면 반드시 좋아진다고 생각되는 환자에게는 우선 서양약을 투여하여 경쾌하게 되기 시작하였을 때에 천천히 서양약을 줄이고 한방방제로 전환한다. 이렇게 하면 부신피질 호르몬의 부족이 보충도 되고 또한 부작용이 나오지 않게 된다.

이것은 단순한 하나의 예인데 한방방제 중에는 옛날에는 설명이 불가능하였던 것이 내분비학의 발달에 따라 상세한 내분비의 출입으로 설명이 가능하게 된 것, 또는 될 것이라고 생각되는 것이 적지 않다.

내분비계 질환에 한방약이 좋은 이유

원래 내분비물질은 생체 내에서 만들어져서 직접 혈중에 들어가는 것이기 때문에 약을 외부에서 투여하려면 모두 주사로 투여하지 않으면 안된다. 입으로 복용하면 그 대부분이 위액이나 장액으로 인하여 분해되어 버리고 흡수된 후 유효한 화합물로서 체내를 순회하지 않는다. 그런데 한방방제 쪽은 그 전액(煎液)을 입으로 복용하여 위, 장, 간장에서 대사되고 그중의 많은 성분이 뇌를 경유하여 호르몬의 분비에 영향을 미치게 되므로 효과가 있다. 결과적으로는 같은 내분비를 증가시켜도 서양약과 한방약의 큰 차이가 여기에 있다.

이 환자에게는 이러저러한 호르몬이 부족하다, 급히 그것을 보충해 줄 필요가 있는 경우에는 서양약의 호르몬을 주사하는 것이 가장 좋다. 다만 그것에 의해서 호르몬의 부족이 없어졌는데도 다시 계속해서 서양적인 호르몬을 주사하면 생체는 스스로가 호르몬을 만들지 않게 되어 버리거나 역으로 그 호르몬의 부작용이 나오거나 한다. 그러한 때에 그 호르몬이 체내에서 적당량 분비되도록 하는 작용을 하는 한방약을 복용하면 신체는 그 상태에 적합하게 그 호르몬을 만든다. 이것이야말로 가장 바람직한 치료법이다. 일본의 진보한 의사는 이와 같은 방법을 즐겨 사용하고 있는데 참으로 이치에 맞는 방법이라고 생각한다.

이와 관련해서 한 가지 주의해 주기를 바라는 것이 있다. 일본산에는 없으나 외국에서 수입된 한방약 중에는 앞의 서양식 호르몬을 가한 것이 있다. 그들 중에는 입으로 복용해도 흡수되는 것이 있기 때문에 걱정이 된다. 순수한 한방약같이 생각하게 해놓고 실제로는 호르몬을 섞고 있는 것은 경계할 필요가 있다.

지금도 '냉증' 등 서구식의 내과나 산부인과에서 어찌할 바를 모르고 있는 증상이 한방약으로 치유되는 일이 많은 것은 한방약에 여성 호르몬을 조정하는 작용이 있기 때문이라고 많은 데이터(실험성적)로부터 설명한 보고가 많이 있다. 또 말초혈관을 확장시켜서 피부의 온도를 올리는 프로스타글란딘(prostaglandine) E를 점적주사(点滴注射)하는 것과 같은 정도의 효과가 우차신기환(牛車

제 14 장 내분비와 한방약 *159*

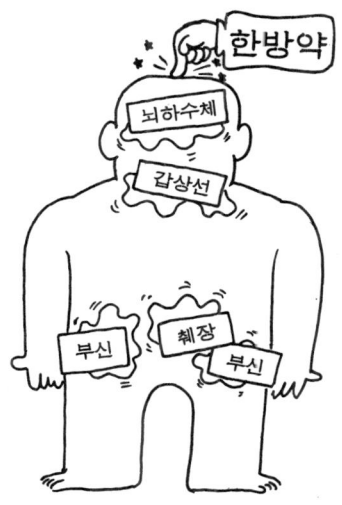

한방약은 생체에 호르몬을 만들게 한다.

腎氣丸)을 입으로 복용하여도 나타난 것에 놀랐다는 임상보고도 있다.

텍사스 대학의 오기노(荻野) 교수는 노인성치매 때 볼 수 있는 뇌 속의 아세틸콜린(acetylcholine)이라는 전도물질의 감소도 한방약을 투여함으로써 통제할 수가 있다. 따라서 이와 같은 기능을 나타내는 한방약은 노인성치매의 예방에 도움이 되는 것이 아닌가 하는 가설(假說)을 세워 두고 있다. 이것도 한방약의 내분비학적 해명이라 할 수 있을 것이다.

직약감초토·과 테스토스테론

다음으로 쓰무라약리연구소의 내분비연구실에서 행한 하나의 예를 들면, 무월경(無月經)이나 불임증(不姙症)인 부인은 혈중의 테스토스테론(testosterone)이라는 남성 호르몬의 농도가 높다. 임상가의 연구에 의해서 이와 같은 사람에게 작약감초탕을 투여하면 혈중의 테스토스테론이 감소하고 동시에 앞에서 말한 호소가 해소되는 효과가 있다는 것을 알게 되었다.

그래서 작약의 주성분의 하나인 페니오플로린이라는 화합물과 감초의 한 성분인 글리시리진산을 쥐에 경구 투여해 본 바 페니오플로린에서는 작용을 볼 수 없었으나 글리시리진산, 특히 그 체내 대사물인 글리시르레틴산이 테스토스테론의 생성을 분명히 억제한다는 것을 알았다.

그리고 그 작용 메커니즘은 작약감초탕은 혈중에 있는 안드로스테인다이온(androstanedione)이라는 물질이 테스토스테론으로 전환하는 것을 방해하여 결과적으로 테스토스테론의 혈중농도가 내려가기 때문에 이에 의해서 처음에 말한 수소(愁訴)가 없어진다고 설명할 수 있었다는 사카모토(坂本) 등의 일련의 논문이 발표되어 있다.

그 이외에도 한방약의 효능이 나타나는 이유가 호르몬의 측면에서 설명할 수 있게 된 것이 상당히 있다. 그리고 연구가 넓고 깊게 진행됨에 따라 새롭게 여러 가지 호르몬이 거론되고 그 작용이 조사됨에 따라서 그 호르몬에 영향을 미치는 한방약도 점점 많이 알게 되었다.

주사가 아니면 듣지 않는 호르몬을 입으로 복용하는 한방약으로 적절히 조절할 수 있다는 것은 훌륭한 일이다. 호르몬이라는 용어가 없었던 천수백 년 전에 이와 같은 효과를 발견한 옛날 사람들의 지혜와 노력에는 정말 고개가 숙여진다.

장차 내분비학 연구자와 한방약리 연구자가 밀접하게 연계해서 더욱 많은 응용법이 발견되기를 기대하자. 필자는 이것은 결코 꿈이 아닌 실현가능한 희망이라고 믿고 있다.

한방약자체는 호르몬이 아닌 것이 많다

그런데 여기서 강조해 두고 싶은 것은 한방약은 그 자체가 생체 내에서 호르몬으로 변하는 것은 적고 체내에서 대사된 어떤 성분이 뇌의 시상하부(視床下部)라는 부분에 작용해서 그곳으로부터의 자극이 각종 호르몬의 분배를 촉진하거나 억제하는 뇌하수체에 주로 영향을 미치기 때문에 효능이 나타나는 것이다. 또 앞에서 말한 사카모토 등의 실험결과가 보여주는 바와 같이 어떤 전구물질(前驅物質)이 유효 호르몬으로 변화하는 화학반응에 억제적으로 작용해서 혈중 호르몬량을 줄인 결과 증상이 치유된다고 하는 메커니즘도 있다.

항간에서는 호르몬이라면 성선자극(性腺刺戟) 호르몬을 생각하고 한방약의 불로장수작용을 강정(强精)작용으로 오해하여 한방약을 복용하면 정력이 강해진다는 등 매우 좁게 생각하고 있는 사람들도 있는 것 같으나 그것은 큰 오해이고 한방약의 대다수는 중추(中樞)에 작용해서 뇌하수체로부터 앞에서 말한 것처럼 여러 가지 호르몬을 분비시켜 생체의 기능이 바람직한 방향으로 작용하도록 조절하고 있다.

그러한 결과의 일부분으로서 혈중의 안드로스테론(androsterone), 테스토스테론 등의 남성 호르몬이 증가하고 또한 멜라토닌(melatonin)이라는 성선(性腺)기능 억지작용을 가지는 호르몬의 분비를 감소시키거나 하여 소위 강정작용이 나타나는 일도 있으나 그것은 한방약의 내분비작용의 일단을 포착하고 있는 것에 불과하다. 이러한 것 이외에 실질적으로 여러 가지 약효가 있는 이유는 한방약의 내분비계통에 대한 영향의 결과로서 나타나는 것이다.

각종 장기에서 여러 가지 내분비물질이 새로 발견될 때마다 그것들에 미치는 한방약의 영향을 조사할 필요가 있다. 그리고 조사할 때마다 한방약이 여러 호르몬의 분비에 깊은 연관을 가지고 있음을 알게 되고 나아가서는 지금까지 몰랐던 한방약의 작용 메커니즘이 그 내분비에 영향을 미치고 있는 결과라고 이해하게 된 것이 상당히 있다.

그러한 의미에서 한방약의 효과는 한방약의 내분비에 대한 영향의 결과가 아닌가라고 일단 조사해 보는 것이 불가결하게 되었다. 이것은 필자의 추측이지만 자감초탕(炙甘草湯)처럼 한방방제로 바세도우(Basedow)씨병에 확실히 효과가 있는 경우에 그 방제는 반드시 갑상선 호르몬의 분비를 어디에선가 억제하고 있는 것은 아닐까, 그 메커니즘을 알면 재미있을 것이라고 상상하고 있다.

제 15 장
한방약과 면역

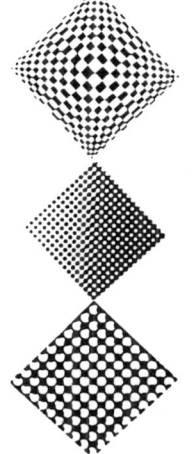

이 10년 정도 사이에 의학관계 중에서도 가장 큰 진보를 한 것은 면역학(免疫學)이었다라고 말하여도 이론(異論)은 없을 것으로 생각한다.

특히 그것이 상당히 발달한 분자생물학과 밀접하게 제휴하여 전개시킨 부분에는 괄목할 만한 것이 있었다.

필자와 같이 면역학이란 전염병의 예방에 백신(vaccine)을 주사하는 이유를 설명하기 위한 것으로 세균학의 극히 일부를 배웠을 뿐인 사람에게는 근년의 면역학의 진보에는 감탄할 뿐이고 이와 같은 진보에 따라가는 것만도 대단한 일이구나라고 생각한다.

1983년 봄, 쓰무라약리연구소를 쓰쿠바(筑波)에 신설하였을 때 면역부분을 독립시켜서 그 방면의 전문가를 모아 한방약의 효과가 면역학적 측면과 어떻게 관련되어 있는가를 연구하도록 한 것은 지금와서 생각해 보아도 정말 착안을 잘 했다고 자부하고 있는데 소장인 필자 자신이 면역학의 지식이 적어서 새로운 연구에 착수하는 데에 많은 고생을 하였다.

그래서 한방약과 면역학의 연관을 간단하면서도 독자 여러분이 납득하기 쉽도록 설명하는 것은 필자로서도 가장 어려운 작업이 될 것이라고 각오하였다.

그리하여 이 장(章)을 쓰면서도 가능한 한 전문용어를 사용하지 않고 또 너무 깊이 들어가지 않고 목적을 달성하려고 쓰고 찢기를 몇 번이나 반복한 결과 이 장과 같은 것이 되었다. 이것으로는 수박 겉핥기식이라는 불만은 감수하겠으나 학문적으로는 전문가에게 보여 드려도 잘못된 것이 없도록 하였다.

면역형성의 기구

먼저 면역형성기구의 개요로부터 시작하여 면역현상의 전체에 대해서 이해를 깊게 해가자. 그림 15·1을 잘 보기 바란다.

제15장 한방약과 면역   165

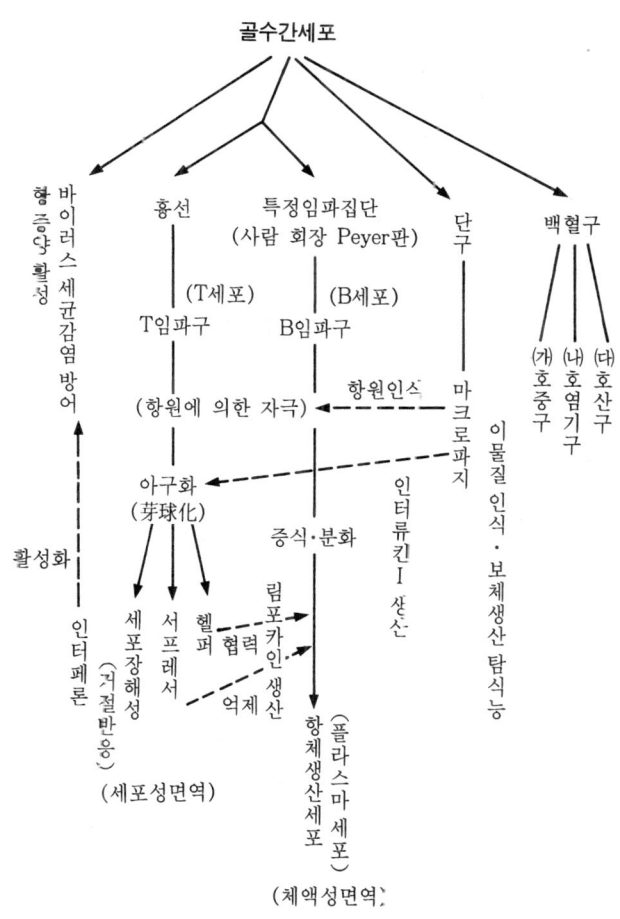

그림 15·1 면역형성경로의 개요도

면역의 주된 싸움터가 혈액에 있음은 알고 있을 것이다. 혈액 중에서 적혈구는 골수간(骨髓幹)세포로 그 원형(原型)이 만들어져서 조직에 산소를 공급하고 기타의 역할을 한 후 비장(脾臟)에서 파괴된다.

백혈구도 골수간세포로 만들어지는데 그 일부는 흉선(胸腺)을 통과해서 T세포가 되고 이것은 주로 세포성면역에 관여한다. 또 그 일부는 다음의 B세포에 대해서 헬퍼(helper) 조성(助成)작용이나 서프레서(suppressor, 억제) 작용을 하고 항체의 생산촉진이나 생산억제를 하며 또 림포카인(lymphokine)을 방출시키는 작용을 가지고 있다.

또 골수간세포로 만들어진 백혈구의 일부는 특정 임파집단을 통과해서 B세포가 되고 항체를 생산하는 역할을 수행하고 있다. 즉 체액성(體液性) 면역의 주역을 맡는다.

골수에서 만들어진다고 생각되고 있는 백혈구에는 앞에서 말한 T세포, B세포 외에 내추럴 킬러(natural killer) 세포라는 것도 약간 있다.

그 이외에 큰 작용을 가지고 있는 것으로 마크로파지(macrophage)가 있다. 이것도 골수에서 만들어지는데 말초혈중에서는 단구(單球)라고 불리고, 비장의 여포주변체(濾胞周邊體)에 특히 많고 또 간, 폐, 뼈 등 여러 조직 속에 분포되어 이물질을 인식하는 작용이나 그들을 둘러싸는 탐식(貪食)작용 등을 가지고 있다.

또한 골수의 간(幹)세포에서는 별도로 세 종류의 백혈구가 생산되고 그 형태 및 염색성(染色性)에 의해서 ㈎ 호중구(好中球), ㈏ 호염기구(好塩基球), ㈐ 호산구(好酸球)로 나눠지고 있다.

㈎의 호중구는 백혈구의 50~70%를 차지하는 것으로서 탐식능(貪食能)과 운동능(運動能)을 가지고 있다.

㈏의 호염기구는 헤파린(heparin)이나 히스타민(histamine)을

함유하고 있어 즉시형(卽時型) 알레르기에 관계하고 있다고 생각된다(백혈구 총수의 0.5% 이하).

㈐의 호산구는 최고로 백혈구의 4% 정도 함유되어 있고 네 종류의 단백질을 함유하고 있으며 그것들은 기생충을 장해(障害)하거나 하여 즉시형 알레르기를 일으키거나 한다.

이상으로 아는 바와 같이 면역현상은 대부분 혈액의 생산모체인 골수의 간세포에서 유래하고 흉선, 임파집단 및 비장과 관련하면서 세분화되어 가서 각각 독특한 능력을 발휘하고 있다. 신체의 말초부(末梢部)에서 그것들이 특이한 항원(抗原)에 의해서 자극되면 각각의 임파구(球)로부터 생물활성을 가진 여러 가지의 물질이 방출된다.

이들의 물질을 총칭하여 림포카인(lymphokine)이라고 한다. 따라서 림포카인 중에는 면역반응을 촉진하는 것과 그것을 조절하는 것이 있고, 그것들은 상당수에 이르기 때문에 여기서는 생략하지만 인터류킨(현재로는 XIII까지 발견되고 있다)도 그 하나이다.

이 물질을 T세포 또는 B세포를 증식시키거나 그것들을 활성화시키는 작용을 가지는 것으로서 때로는 다른 인터류킨의 리셉터(recepter)의 발현(發現)을 촉진시키거나 하는 것도 있다. 현재 각각의 인터류킨을 만들어서 그 치료효과를 조사하는 연구가 세계에서 한창 진행되고 있다.

그런데 한방약 중에는 이 인터류킨의 산출을 촉진하는 것이 확인되고 있다. 그렇다면 억지로 인터류킨을 끄집어내서 투여하지 않아도 적당한 한방약을 적당량 복용시키면 인터류킨을 증가시킬 수 있게 된다.

또한 최근 장년성 치매(dementia), 즉 알츠하이머병에서는 인터류킨 I 의 면역활성이 상승되고 있는 것이 몇 가지 연구에서 확실하게 되었기 때문에 앞에서 말한 설과는 반대로 인터류킨 I 의 길항약(拮杭藥)을 투여하면 알츠하이머병을 낮게 할 가능성을 생각할 수도 있게 되었다.

어떤 인터류킨에는 어떠한 약효가 있는가 또 어떤 한방약이 그 것에 영향을 미치는가가 확인되면 한방약이 좋다는 것에 대해서 더욱 이해가 깊어지고 그 임상응용의 범위도 넓어질 것이다.

정신작용과 면역

정신이나 신경의 작용이 면역과 관련이 있는 것이 아닌가 하는 생각은 이 수년 동안 이야기되어 왔으나 실증(實證)이 결여되었다. 그러나 아주 최근에 와서 몇 가지 연구성과가 보고되었다. 예를 들면 정신분열증과 인터류킨Ⅵ의 증가는 양(陽, 플러스)의 상관관계가 있다는 것, 인터류킨Ⅱ에 대한 반응이 후퇴하면 우울증도 호전된다는 것, 내추럴 킬러 세포는 그 활성이 저하되어 가면 불면(不眠)이나 우울증이 강하게 된다는 것, 또한 동물에 스트레스를 가하면 인터류킨Ⅰ β(베타)가 방출되어 각종 뇌내(腦內) 전달물질(노르아드레날린, 도파민, 기타)이 증가되는 것 등을 차례차례로 알게 되었다.

정신이나 신경작용이 면역기능에 의해서 영향을 받게 되면 그와 같은 작용을 가지는 한방약도 면역학적으로 재검토할 필요가 있다. 이제까지는 어떤 종류의 한방약[예컨대 감맥대조탕(甘麥大棗湯)과 같음]이 정신병에 어떻게 듣는지를 전혀 설명할 수 없었으나 그 효과발현의 메커니즘이 면역학적인 연구에 의해서 밝혀질지도 모른다.

면역약리학

약이 면역학적인 측면에서 사람의 여러 가지 증상에 대해서 어떠한 메커니즘으로 효과를 나타내는가에 대해서 연구를 하는 경우,

그 방향은 크게 두 가지로 나뉜다. 하나는 항원성을 가진 물질(세균, 바이러스 등)이 생체에 침입하였을 때 생체는 항체(抗體)를 만들어서 그것에 대항한다. 그것이 옛날부터 생각되고 있던 면역이고 어떤 종류의 물질은 그 면역을 촉진하는 작용에 의해서 효과를 나타낸다. 각종의 전염병에 대한 백신 주사 등은 독자 여러분도 잘 아는 것처럼 이 작용을 응용한 것이다.

또 하나는 생체는 자기의 체내에 있는 물질에 대해서는 아무런 반응을 보이지 않으나(예외도 있다) 체외로부터 자기가 가지고 있지 않은 물질이 들어오면 어떻게 해서든지 그것을 배제시키거나 살상(殺傷)하려는 성질(본능)을 가지고 있으나 그 반응의 정도가 지나치면 그것이 오히려 생체를 손상시키는 결과가 되기 때문에 앞에서 말한 경우와는 반대로 이 종류의 면역을 억제하는 작용에 의해서 약효를 나타내는 약이 있다.

현재는 전염병의 예방뿐 아니라 암이라든가, 급성신장염이라든가, 빈혈이라든가, 류머티즘이라든가, 나아가서는 당뇨병에서 알츠하이머병에 이르기까지 다수의 난치병에 전부 면역이 관련되고 있다는 것을 알게 되었고 최근 신문지상을 떠들썩하게 하고 있는 장기이식에서도 면역학상의 거부반응이 큰 역할을 하고 있다. 또 뇌의 기능이나 노화현상도 면역과 관련이 있다고 이야기하게 되었다.

더욱이 최근에는 림포카인이 쓸모있게 되기 위해서는 그 생산세포와 표적(標的)세포의 접착이 필요한데 그 접착인자(接着因子)는 단순히 접착뿐 아니라 세포내에 정보를 전달하는 데에도 필수적인 것이어서 면역의 조절이나 염증(炎症), 암전이(轉移)의 억제라는 점, 즉 치료면(面)에도 도움이 될 가능성이 나왔다.

왜 이와 같은 질병에 효과가 있는가의 설명에 애를 먹고 있던 한방약의 약리작용을 면역의 측면에서 해명할 수 없는가라고 생각하는 것은 당연한 것으로서 한방약의 효과를 면역학적인 실험에

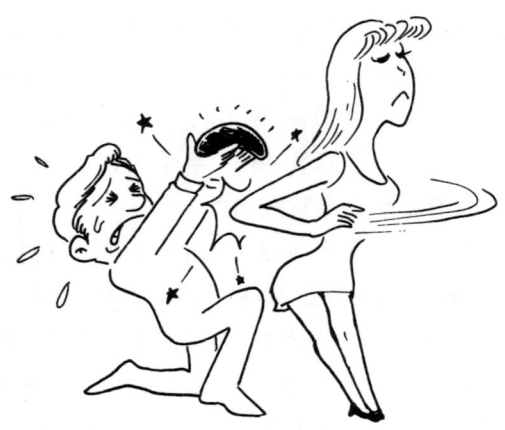

누구의 장기든지 모두 적합한 것은 아니다.

바탕을 두고 해명하는 것에 대하여 의문을 제기하는 학자는 이미 대부분 없어졌다.

이제까지 "하나의 한방약이 머리에도 듣고 다리에도 듣는다는 것에 한방약의 비과학성이 있다"라고 비난하던 한방약부정론자도 면역이나 내분비의 측면에서 한방약의 약효를 설명할 수 있게 된 것을 인정하고 생각을 새삼스럽게 한 예가 적지 않은 것 같다.

한방약의 면역학적 연구례

1984년 워싱턴에서 개최된 국제임상약리학회에서 아부라다(油田)와 필자는 "십전대보탕(十全大補湯)을 투여한 생쥐(mouse)군에 복수(腹水)암이나 고형(固型)암을 이식한 경우 그 생존일수가 십전대보탕을 투여하지 않고 암을 이식한 생쥐군에 비해서 유의성(有意性) 있게 연장된다"는 것을 보고하였는데 그 이후 기초의학 쪽에서도, 임상의학 쪽에서도 이것을 뒷받침하는 보고가 계속 나와서 1991년의 암학회 총회에서도 오사카성인병 센터의 나카이즈미 (中泉) 씨 등은 "십전대보탕은 쥐(rat)의 실험적인 간암의 발생을 억제하였다"는 것을 보고하고 있다.

한편 쓰무라약리연구소 면역연구실에서는 이 수년 동안에 "십전대보탕은 복강(腹腔)내의 세포나 골수세포의 탐식능을 유의성 있게 증가시킨다[마루야마(丸山) 등]", "십전대보탕은 항체산출 및 세포성면역을 증강시킨다[다케모토(武元) 등]", "십전대보탕은 제암제(制癌劑)로 장해를 받은 골수간세포의 회복을 현저하게 촉진시킨다[가와무라(川林) 등]", "십전대보탕은 담(膽)암에 걸린 생쥐의 내추럴 킬러(natural killer) 세포 (1)의 활성저하를 회복시킨다[카이노(戎野) 등]" 등의 연구보고가 나왔고 또한 "시스프라틴(강력한 항암제)을 투여하면 노화(老化)된 생쥐의 항체산출능력이 50% 저하하지만 십전대보탕을 투여해 두었더니 그 저하가 거의 완전히 회복되었다"라는 항암제의 부작용의 경감효과도 실험으로 확인할 수 있었다.

이상 십전대보탕에 대한 보고뿐이어서 죄송하나 다른 한방약에 대해서도 당연히 여러 가지 면역학적 검토를 하고 있다.

또한 기타사토연구소 동양의학연구소의 야마다(山田陽城) 씨는 한방생약 당귀에 함유되어 있는 다당류의 프랙션(fraction) 중에 인터페론(interferon) $\alpha2$ 유발활성(誘發活性)을 보이는 부분이나 임파구 유약화활성(幼若化活性)을 보이는 부분, 항종양활성(抗腫瘍活性)을 보이는 부분 등 각각 화학적으로 다른 물질이 존재하고 그들의 작용이 같은 한방생약인 천궁의 공존에 의해서 강화된다는 흥미 있는 성적을 발표하고 있다.

또 도쿄대학 의과학연구소 내과의 하라나카(原中) 씨 등은 당귀, 천궁, 시호, 계지 등의 투여에 의해서 TNF(종양괴사인자, 腫瘍壞死因子)가 생산됨을 보고하고 있다.

다음으로 임상적으로 급성사구체신염(絲球體腎炎)에 효과가 인정되고 있는 시령탕(柴苓湯)에 대해서 쓰무라야리연구소 면역연구실의 가와무라(川村) 등은 이것이 임파계세포로부터의 사이토카인 3(인터류킨 I, II, III)의 생산을 증강함을 인정하였고 또 I형, III형 및 IV형의 각종 알레르기 반응을 억제하는 것을, 시험관내실험과 동물실험에서 확인하고 있다. 특히 IV형 알레르기 반응에 있어서 시령탕을 스테로이드제(劑)와 병용한 경우 상승효과(相乘效果)를 볼 수 있고 스테로이드제의 감량을 가능하게 한 결과도 얻고 있다.

비슷한 결과는 데이쿄(帝京)대학 의학부의 아베(安倍) 교수에 의한 소시호탕에 대한 실험, 오사카시립대학 의학부 내과의 쓰쓰이 히로코(筒井ひろ子) 씨의 동일한 소시호탕에 대한 실험에서도 확인되고 있다.

이와 같이 지금까지 어떻게 하여 이와 같은 질환이나 증상이 나타나는가를 잘 몰랐던 각종 질병의 원인이 면역학의 진보에 따라 점점 밝혀짐과 동시에 한방약 효능이 적어도 일부는 이 면역촉진작용 또는 면역억제작용에 영향을 미치기 때문이라는 것을 알았다.

다만 면역학은 그 범위가 매우 넓고 깊으며 동시에 상세하기 때문에 그것을 증명하기 위한 실험도 다수 필요하여 유감스럽게도 여러 종류의 한방약에 대해서 충분한 과학적 논거(論據)를 얻을 수 있는 데까지는 도달하지 못하고 있다. 다만 암에 관련된 것들은 재빨리 채택되어 상당히 깊이 검토되고 있다.

알레르기에 대하여

앞에서 언급한 항원에 대해서 일부의 백혈구나 T세포가 과도의 응답을 하는 것이 오히려 생체에 손상을 주는 결과를 초래하는 현상(알레르기)에 대해서 한방약은 그것을 억제해서 효과를 나타낸다는 설명이 있었으나 이 방면의 연구는 약의 개발과 관련이 있기도 하여 상당히 진보하였다.

알레르기 현상은 현재 I형, II형, III형 및 IV형으로 분류되어 있는데 I에서 III까지는 항원(알레르겐, allergen) 주사 후 수분 또는 수시간 이내에 일어나는 것으로서 즉시형이라 하고 IV는 반응이 24시간에서 48시간 후에 생기기 때문에 지연형(遲延型)이라 말하고 있다. 그리고 즉시형은 체액성면역의 결과로서 일어나고 지연형은 세포성면역과 관련되어 일어난다고 한다.

그리고 I형은 히스타민이나 로이코트리엔과 같은 화학전달물질이 방출된 결과로서 일어나며 천식이나 두드러기 등의 증상을 야기시킨다. 꽃가루에 의해서 눈에 결막염이 일어나는 것도 이 I형 알레르기에 의한 것이다.

II형 알레르기는 세포가 항원이 되어서 세포막에 상해를 일으킴으로써 적혈구의 파괴가 일어나 결과적으로는 신생아의 용혈성(溶血性) 빈혈이나 수혈시의 혈액 부적합례 등이 생긴다.

III형은 막(膜)과는 관계없이 항원항체복합체가 조직을 장해함으로써 일어나고 결과적으로는 급성사구체신염 등을 야기시킨다.

IV형은 지연형이라 일컬어지는 것으로서 T세포 (4)에서 림포카인류의 물질이 방출되어 여러 가지 영향을 백혈구나 세포에 미치고 결과적으로는 피부염이나 장기이식시의 거부반응 등을 야기시킨다.

이상 아주 간단하게 서술하였으나 알레르기에 대해서는 연구가 빠르고 깊게 진행되어 많은 것을 알게 되었고 또 각각의 형을 증명하기 위한 테스트 방법도 다수 제출되고 있다.

한방약 중에도 갈근탕이나 거기에 천궁(川芎), 신이(辛夷)를 가한 방제는 I형 알레르기에, 시령탕(柴苓湯)은 I형, III형 및 IV형 알레르기에, 각각 유효하다는 기초적 실험이 시행되었다. 그러나 아직도 많은 한방방제에 대해서 각종 테스트가 충분하게 시행되는

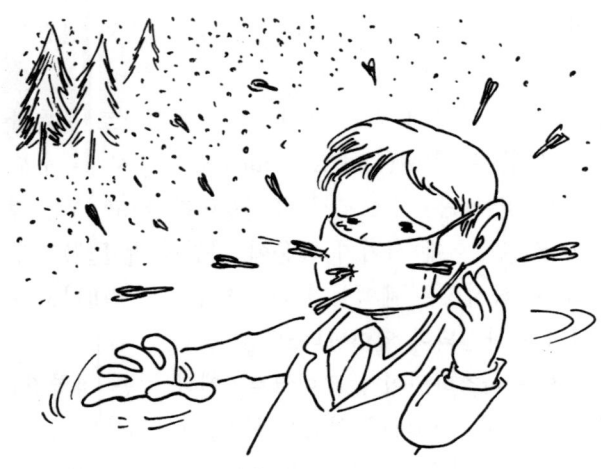

대표적인 알레르기·화분증(花粉症)

데까지는 가 있지 않다. 그들의 테스트는 자동적으로 될 수 있는 것이 아니고 하나하나 연구자의 손으로 정리해 가지 않으면 안되는 것이기 때문에 대단한 작업량이다.

한방약과 알레르기의 관련에 대해서는 기후(岐阜)약학대학의 에다 아키히데(江田昭英) 교수가 세계적인 권위자로서 필자도 여러가지 교시(敎示)를 받고 있다.

면역과 행동의 관련

최근에는 사람의 정신 또는 행동에도 면역이 관련되어 있다고 이야기되고 그 방면의 연구도 한창 진행중에 있다.

예를 들면 고령(高齡)이 되면 B세포에는 변화를 볼 수 없으나 헬퍼 T세포의 감소와 서프레서 T세포의 증가가 인정되고 이것도 치매증 등 노화현상의 하나의 원인이 아닌가라고 말하는 학자도 있다.

앞에서 잠깐 언급하였으나 알츠하이머병에서는 아밀로이드(amyloid) 전구(前驅) 단백질의 과잉출현 및 그 대사산물인 B/A4라는 아밀로이드 침착(沈着)과 임상증상 사이에 유의(有意)한 상관이 있다는 것이 보고되어 있고 어쨌든 아밀로이드 대사이상(異常)이 이 질환의 본태이고 그 이상은 인터류킨 I 에 의해서 유도되는 것 같다는 것이 시사(示唆)되었다.

이것보다 더 첨단은 저자가 알 수 없으나 원래 면역은 내분비와 깊게 관련되어 있기 때문에 면역→내분비→뇌→행동이라는 경로에서 무언가 이상이 일어나고 그것에 한방약이 유효하게 작용한다고 생각하던 설명이 되지 않는가 생각하고 있다.

제16장
암과 한방약

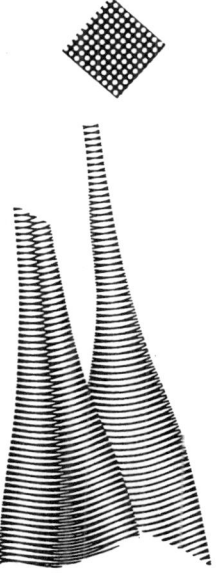

한방약으로 암이 치유되는가

현재로서는 암을 고치는 한방약은 없다. 중국에서도 일본에서도 암에 듣는 한방약(방제)이나 성분이 발견되었다는 뉴스는 가끔 신문에 실리지만 여러 가지 조사해 가는 동안에 사라져 버려 이제까지 국제적으로 식물성분을 기원으로 해서 암치료 효과가 확인된 것은 빈크리스틴(vincristine) 정도의 것이다.

그러나 보통 생존기간이 앞으로 기껏해야 반년이라고 생각된 암환자가 한방약의 사용에 의해서 일년 이상이나 생명이 연장되었다는 예는 적지 않게 보고, 듣고 있다.

필자 등이 시행한 연구 중에도 그러한 것은 몇 개 있었다. 이미 8년 전에 국제임상약리학회(워싱턴)에서 발표한 것인데 십전대보탕이라는 한방약(방제)을 미리 복용시켜 둔 동물(생쥐)군과 같은 양의 물만 복용시킨 동물군에 암을 이식해서 관찰하면 같은 방에서 같은 먹이를 투여하는 등 전적으로 동일한 환경에 있으면서도 십전대보탕을 복용시킨 그룹에서는 여간해서 사망하는 예가 나오지 않는 데에 반해서 물만 복용시킨 쪽은 비교적 빨리 죽기 시작하여 머지않아 그 그룹 전부가 죽었다. 이 결과를 통계학적으로 처리하여도 유의(有意)한 차이가 나오고 있다. 즉 십전대보탕을 암을 이식하기 전부터 복용시켜 두면 암이식에 의한 사망을 현저하게 지연시킬 수 있다는 것이 증명된 셈이다. 이때 사용한 암은 처음에는 복수(腹水)암이었으나 후에는 고형(固型)암을 사용해서 몇 번이나 행하여도 마찬가지 결과가 나왔기 때문에 자신감을 갖고 국제학회에 발표한 것이다.

다만 이 실험의 약점은 암을 이식하기 전부터 한방약을 복용시켜 두면 연명효과는 있으나 결국은 역시 암으로 죽어 버린다는 점이다.

흔히 암이라는 것을 알게 된 후부터 사람들은 항암제를 복용하

제 16 장 암과 한방약 *179*

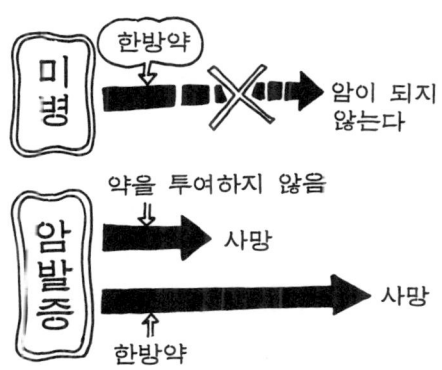

미병(未病)을 고친다

기 시작하므로 아무 이상도 느끼지 않는 사람에게 만일 암에 걸리게 되면 연명효과가 나온다고 말하여도 아무도 미리 복용하지 않는다.

"한방은 미병(未病)을 고친다"라는 말이 있고 작고한 긴키(近畿)대학의 아리치 시게루(有地滋) 동양의학연구소 소장은 이것을 강조하고 있었는데 질병이라고 할 수 있을지 어떨지의 극히 초기의 시점에서 적당한 한방약을 투여하면 암이라든가, 류머티즘이라든가, 당뇨병이라든가 하는 난치병(難治病)의 발병을 억제하거나 또는 그 진행을 멈출 수가 있다.

그러나 많은 경우 여러 가지 치료법에 의존하여도 결국 호전되지 않을 때레야 비로소 마지막으로 그러면 한방약이라도 복용해 볼까 하여 한방치료를 시작한다. 그러나 이미 중만기(中晚期) 또는 말기가 되어 있어 더 이상 효과가 나오지 않게 되므로 한방도 틀렸다라고 되는 것 같다. 옛날의 책에 "상의(上醫)는 미병(未病)을 고친다"라는 말이 있는 것 같은데 여기가 중요한 대목이라면서 아리치 씨는 안타까워했다.
 필자 등도 연구소에서 각종 질환에 흡사한 동물을 만들어 그것에 여러 가지 한방약을 복용시켜서 효과의 유무를 조사하고 있는데 확실히 미리 적당한 한방약을 복용시켜 둔 후에 어떤 병에 걸리도록 한 실험에서는 상당한 효과를 나타내는 예는 적지 않다. 그러나 먼저 질환에 걸린 상태로 하여 한방약을 투여한 경우에는 다소 효과가 있었구나 하는 인상은 받아도 통계적으로 처리하면 유의(有意)한 차(差)가 나오지 않는 것을 가끔 경험하고 있다.

암발생의 메커니즘

 암이 왜 발생하는가 하는 점에 대해서 고찰하면 옛날에는 암은 자극이 반복적으로 가해지면 생성된다고 이야기되었고 몇 년 전까지는 바이러스가 원인이 되어서 일어난다고도 이야기되었으나 최근에는 "생체내의 세포는 한편에서 파괴되어 죽어감과 동시에 한편에서는 새로운 세포가 생성되어 간다, 그 세포생성의 과정에서 때로는 변이원성(變異原性) 유전자를 가지는 세포가 생기는 일이 있다. 그러나 그러한 것은 대부분 생체의 면역작용에 의해서 없어져 버리는 것이 보통이지만 어떤 자극으로 인하여 이와 같은 세포가 살아남아 그것으로부터 암세포가 만들어져 촉진물[프로모터(promoter)]의 원조를 받아 증식되어 가면 암이 된다"라는 설이 많은 학자에게 지지를 받게 되었다.
 다른 표현방법을 쓰면, 생체를 구성하고 있는 세포는 끊임없이 신생(新生)과 사멸(死滅)을 균형있게 반복하고 있다. 그런데 어떠한 이유로 유전자에 변화가 일어나 변이원성을 가지는 세포의 신생이 촉진되어 그 결과로서 암이 생긴다는 설이다.
 이에 대한 많은 학자의 여러 가지 실험이 있으나 그것은 생략하기로 하고 암이 되지 않게 하기 위해서는 유전자의 변환(變換)을

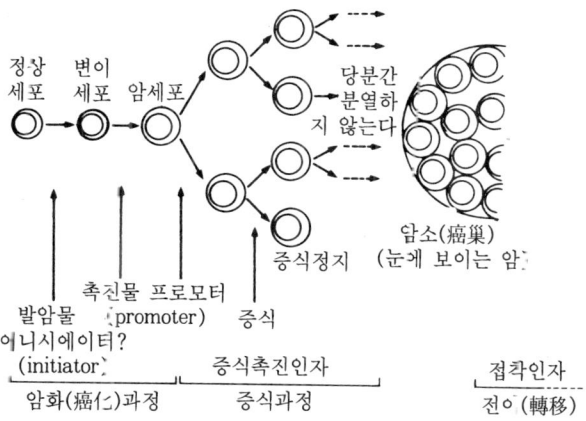

그림 16·1 암발생의 메커니즘
(참고 : 『이와나미강좌 현대생물과학』 제15권)

도모하든가, 변이원성을 가지는 세포를 생기는 대로 죽이는 것이 가장 신속한 방법이다. 또한 암세포가 증가하여 갈 때에는 그것을 촉진하는 물질(프로모터)이 필요하기 때문에 그 촉진물질을 억제하여 버리면 암세포가 증식될 수 없기 때문에 이 촉진물질억제제를 투여하면 발암을 예방할 수 있다고 생각해서 그 방향의 연구를 하는 학자도 있다.

다만 암이 되는지 되지 않는지 모르는 사람이 그러한 약을 예방목적으로 사용하는 것은 생각하기 어려운 것이고 암이라는 것을 알고 사용하기 시작하여서는 이미 때가 늦어 버려 실제로 사람에게 투여한 경우에 암을 예방하거나 억제하거나 하는 효과가 있는지 어떤지를 확인하는 데는 어려움이 있다. "부모도 형제도 암으로 죽었다. 나도 요즘 어쩐지 몸의 상태가 나쁘다"라고 생각하는 사람이 많은 비용도 아깝지 않다고 하면 한방약으로 어느 정도 암발생의 예방이 가능한 것이 아닌가 생각하나 건강보험은 예방을 위한

약에는 적용되지 않는다. 첫째 암이 될지 어떨지도 모르는데 수십 개월이나 매일 복약할 마음이 생길지 어떨지, 앞에서 말한 미병을 고친다는 생각을 실행하는 데에는 상당히 어려운 것이 아닌지 염려가 된다.

한편 암이 발생하였다고 알고 난 후에는 앞에서 말한 바와 같이 현재 한방약으로 암을 고친다고 확인된 것은 없다. ○○탕을 사용했더니 암이 치유되었다는 보고는 다수 있고 확실히 그 사람에게 효험이 있었는지는 모르나 암에도 여러 가지 종류가 있고 드물게는 자연치유의 경우도 있을 것이기 때문에 우연히 어떤 사람에게 효험이 있었다고 해서 그것이 다른 사람에게도 효험이 있을 것이라는 보편타당성이 확인된 한방약은 아직 발견되어 있지 않다.

한방약으로 암이 치유되었다는 보고

한방약에 대해서는 내자신 그 한구석에 몸 담고 있으면서 그렇게 말해서는 누워서 침뱉기식이 아니라고 할 수 없으나, 이런저런 한방약을 이러저러한 암환자에게 투여한 바 매우 잘 듣고 X선에서도 조직학적으로도 확실히 치유에 가까운 상태로 되었다는 보고가 때때로 학회지나 기타에 실린 것을 읽는다. 확실히 내용은 과학적이고 전혀 잘못이 없는 것처럼 보이는 것이 있다.

다만 이 경우에 문제가 되는 것은 이와 같이 우수한 치유의 예는 같은 질환 환자의 총수의 몇 %가 되는가 하는 점이다. 100명의 환자 중 1명이 들었다고 하여도 그것은 매우 훌륭한 것이나 10명 중의 1명이 효험이 있었는지, 1000명 중의 1명이 효험이 있었는지, 분모의 수를 밝히지 않고 하나의 예 또는 몇 가지 예의 좋은 결과만을 보고하여 "더러는 그러한 자연치유도 있을 거야"라고 애써 사실을 과학적으로 기재하였는데도 가볍게 취급되어 버린다.

이에 대항하기 위해서는 결과만으로는 불충분하고 그 약이 왜 항암효과를 나타내는가 하는 메커니즘을 다소나마 납득될 수 있는 형태로 어떻게 해서든지 해명하지 않으면 안된다. 다만 이것은 매우 어려운 문제이다. 앞에서 말한 십전대보탕을 미리 투여해 둔 다음 암을 이식하면 명백히 연명효과가 나오는 것은 "유전자의 DNA에 변이원성을 갖는 세포가 생겨 거기에서 암세포가 생기는 것이나 DNA의 이웃에 어떤 종류의 뉴클레오티드(nucleotide, 핵산을 구성하는 물질)가 있어 그것이 프로모터가 되어서 발암이 시작된다. 십전대보탕의 효과는 이 프로모터에 영향을 미쳐서 발암을 억제하는 것은 아닌가"라고 필자 등은 추측하고 있으나 이것이 널리 인정되기 위해서는 더 연구가 필요하다. 다만, 어느 정도라도 설명이 가능하게 되지 않으면 결과만으로 훌륭한 제암제, 항암제라고 말하여 전문학자에게 받아들여지도록 하려는 것은 무리라고 생각한다.

암에 대한 한방약의 효과 메커니즘

앞에서 말한 바와 같이 현재로서는 한방약으로 암이 치유된다는 것은 없다. 그러나 이미 암에 걸린 사람에게 다소나마 유리하게 작용한다고 생각되고 있는 한방약은 여러 가지가 있다.

1. 암세포로 인한 장해에 저항하는 면역계의 촉진작용을 가지는 것(사이토카인류 생산을 포함)
2. 암유전자 프로모터를 억제하는 것
3. 방사선요법이나 화학요법에 의한 부작용을 경감시키는 것
4. 암에 바탕을 둔 나쁜 액질(液質), 전신적(全身的) 소모 등을 경감시키는 것

현재까지 암에 효과가 있다고 일컬어지고 있는 것의 대부분은 이 네 종류의 어느 것인가의 메커니즘에 의해서 항암효과가 있다고 일컬어진 것이라고 생각한다.

따라서 그것들은 복용하여도 소용이 없다는 것은 아니기 때문에 오해가 없기를 바란다. 복용한 만큼의 가치는 있겠으나 그것으로 암이 완전히 치유되기까지는 이르지 못한다.

따라서 암에 듣는 약이 발견되었다는 보고를 보거나 듣거나 했을 경우 필자는 우선 동물에 효험이 있었던 것인가, 사람에게 효험이 있었던 것인가, 투약을 시작한 것은 몇 일인가, 증상이 나타나고서 며칠 후부터 그 약을 복용하기 시작하였는가, 며칠 정도 복용하였더니 어떠한 증상 개선이 발견되었는가, 부작용은 없었는가, 그리고 반년, 1년, 2년 후에는 어떻게 되었는가, 라는 여러 가지 의문에 대해서 장기의 병리조직학적인 검사성적, 혈액의 형태학적, 화학적 모든 검사의 성적, X선상의 소견 등을 상세하면서도 정확히 기록하고 있는지 검토한 다음에 "이것이라면 효험이 있는 것인지도 모른다"라든가 "이것만의 기록으로는 아직 확실한 것은 말할 수 없다"를 판단하도록 하고 있다.

미량원소와 한방약

그런데 한방생약은 주로 지상에서 생육된 식물(또는 동물)을 건조해서 용도에 따라 그 몇 가지 종류를 혼합하고 달여서 그 액을 복용하도록 되어 있기 때문에 예를 들면 그들 생약 중에 게르마늄이라든가, 리튬이라든가, 금이라든가, 플라티나(백금)라든가 하는 미량의 금속원소가 함유되어 있어 때로는 그 생약의 효과는 그 미량원소(微量元素)에 의해서 증강되고 있는 것은 아닌가라고 추측하는 학자도 있다.

도쿄대학 이학부 화학과의 후와 게이이치로(不破敬一郞) 교수는 와세다대학 이공학부의 마쓰모토 가즈코(松本和子) 교수 등과 오랫동안 이 방면의 연구를 계속하여 적지 않은 수의 보고를 하고 있다.

B(붕소), F(불소), Si(규소), V(바나듐), Cr(크롬), Mn(망간), Co(코발트), Ni(니켈), Cu(구리), Zn(아연), As(비소), Se(셀렌), Mo(몰리브덴), Sn(주석), I(요오드)에 대해서는 그것들이 생체에 미치는 영향이 어느 정도인지 조사되었고 또한 Al(알루미늄), Ge(게르마늄), Ag(은), Cd(카드뮴), Sb(안티몬), Rb(루비듐), Sr(스트론튬), Cs(세슘), Bn(바륨), W(텅스텐), Au(금), Hg(수은), Pb(납), Ti(티탄) 등에 대해서는 정도의 차이는 있으나 현재 검토되고 있다.

한편 아사이(朝井) 박사의 노력에 의해서 한때 상당히 평판이 높았던 게르마늄에 대해서도 마쓰모토 교수는 감도가 좋은 원자흡광법(原子吸光法)을 사용해서 일본산, 중국산 고려인삼에 대해서 게르마늄의 함유량을 조사하였으나 1.0그램의 인삼중에 0.1마이크로그램(0.0000001그램) 정도의 게르마늄은 검출할 수 없었다고 보고되어 아사이 박사가 발표한 만큼의 게르마늄이 고려인삼에 없었다는 것을 발표하고 있다.

또한 게르마늄에 대해서는 여러 가지로 연구가 시행되어 도쿄대학 응용미생물연구소의 다나카 노부오(田中信男) 교수는 아사이 박사로부터 보내진 게르마늄을 함유한 다수의 화합물에 대해서 조사한 결과 두 종류의 화합물이(약칭 PCAGeS 및 PCAGeO) 항암응답반응을 촉진하여 항암효과를 나타냈다고 발표하고 있다. 이 양자는 모두 저분자로서 독성이 낮고 경구 투여해도 효과가 있다고 보고되어 있다.

또 마쓰모토 교수는 이유는 알 수 없으나 사람 요중의 크롬의 양(ppb, 1/10억 단위)이 20세에서 35세까지(A조), 47세에서 69세까지(B조) 건강한 사람의 것과 13세에서 79세까지 당뇨병환자의 것에서는 상당히 다르다는 것이 보고되어 있다. 크롬 배출량이 연령이나 질병에 따라서 변할 것이라는 것은 이 실험성적으로 확인되었으나 그렇다면 체내(혈중) 크롬량을 증가시켜 주면 노화가 억제되거나 당뇨병이 호전되는가에 대해서는 아직도 많은 실험이 필요하다.

이와 같이 고려인삼의 효과에 게르마늄은 관계하고 있지 않으나 게르마늄의 화합물 중에는 어떤 작용을 볼 수 있었던 예도 있었다고 하는 것까지는 말할 수 있을 것 같다.

다만 게르마늄의 화합물이 암환자에게 유효하게 작용하느냐 아니냐는 아직 각종의 많은 실험을 거듭하지 않으면 아무것도 말할 수 없다.

접착인자

현재 학계에서 문제가 되는 것으로 '접착인자'(接着因子)라는 것이 있다. 생체의 세포는 혈구 등을 제외하면 모두 인접한 세포와 밀접하게 달라붙어서 떨어지지 않는다. 이것은 아마 접착제와 같은 작용을 하는 것이 세포의 외부에 있어 서로 밀착하고 있기 때문일 것이라고 생각되어서 그에 대한 연구가 진행되고 있다. 암의 전이나 약의 효과 등에 이 접착물질이 상당히 관련하고 있을 것이라고 생각되어 여기저기의 연구소에서 연구가 시작되었으나 아직 아무런 보고도 되어 있지 않다. 한방약에 대해서도 마찬가지이다.

"이 한방약이야말로 정말 암을 고칠 수 있다"라는 확신을 가지는 사람이 있으면 제발 그 약이름과 작용 메커니즘에 대해서 가르쳐 주시기를—비꼬는 의미가 아니고—마음으로부터 바라고 있다.

제 17 장
한방약의 병용과 전방

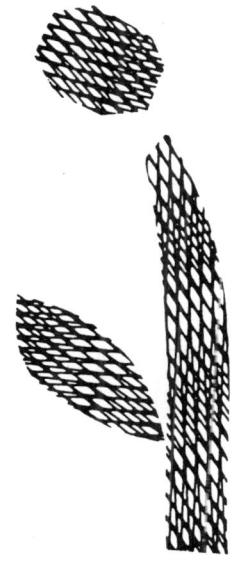

한방약의 병용시에 유의하여야 할 사항

　한방약은 그 환자의 증에 잘 맞는 방제를 투여하면 효능이 현저하게 나타나지만 한번에 여러 가지 증상이 나타난 경우에는 현재 판매되고 있는 하나의 처방만으로는 만족스럽지 못한 경우가 생기게 된다. 그러한 때에는 다시 또 하나의 다른 방제를 추가하여 투약하는 일도 있다, 이것이 병용(倂用)이다. 첫번째 방제중에 포함되어 있는 생약이 두번째 방제에도 포함되어 있는 경우에는 어느쪽이든 그것이 많이 포함되어 있는 쪽의 양만큼으로 하고 다른 방제에 포함되어 있는 분량은 가하지 않는다. 그렇게 하지 않으면 같은 생약이 중복돼서 지나치게 많아지기 때문이다.

　다만 의사나 환자자신이 약을 달이는 곳에서는 이것이 가능하나 이미 한방 익스트랙트제로 되어 있는 것에서는 각각의 익스트랙트 중의 중복되어 있는 생약성분만을 익스트랙트에서 제거할 수가 없기 때문에 결국 양쪽에 포함되어 있는 동일성분의 2회분을 복용하여 결과적으로 그 성분만큼 과잉으로 위에 들어가는 결점이 있다. 병원이나 의사로부터 두 종류 이상의 익스트랙트제가 투여된 경우에 환자는 이 점에 대해서 분명히 물어볼 필요가 있다. 특히 하루에 3종, 4종의 한방 익스트랙트제의 복용을 지시받은 경우에는 그 점에 대한 확인이 절대로 필요하다.

　원래 한방약은 1인 1제(一人一劑)라는 것이 옛날부터의 방법이었으나 중국에서도 송(宋)나라 시대쯤부터 2제(劑)를 합친 방제를 사용(합방, 合方)하게 되어 확실히 그러한 쪽이 잘 들었던 예가 있었기 때문에 이 방법이 유행하였다. 다만 한방치료에는 적당한 1제(劑)를 투여하는 것이 옳다고 하는 의사들도 있어 격렬한 논쟁이 있었고 아주 최근까지 서로 그 주장을 양보하지 않았다.

　옛날의 방식으로 충분하다고 말하는 학파를 고방파(古方派)라 부르고, 몇 가지 방제를 함께 한 것을 투여하는 학파를 후세방파

(後世方派)라고 부르며, 고방파의 의사들은 "후세방파의 사람들이 여러 종류의 방제를 동시에 사용하는 것은 증을 완전히 파악하고 있지 않기 때문에 최적의 한 가지 방제를 찾아내지 못하여 여러 종류의 방제를 함께 해서 그 중의 어느 것인가 들어맞을 것이라고 생각하는 자신이 없는 것으로부터 생긴 결과이다"라고 말하고, 후세방파의 의사는 "모든 질병은 동일한 근원이 아니다. 어떤 방제 한 종류를 투여하는 것만으로 모든 질환은 치유되지 않는다. 각각의 증상에 적합한 방제를 섞어서 투여하는 편이 경험상 치유가 빠르다"라고 주장하여 이 논쟁은 일본에서도 메이지 시대 말부터 다이쇼(大正) 시대까지 계속되어 각각 자기의 설을 주장했다. 다만 이 논쟁을 하는 동안에 "양쪽 모두 일장일단이 있다"라고 하여 그 중간을 취하는 절충파라고 일컬어지는 의사도 나타나 다이쇼로부터 쇼와(昭和)에 걸쳐서 많은 한방의사가 서로 접근하여 현재는 절충파가 대세를 차지하고 있다. 그리고 필자도 그것이 가장 좋은 것이 아닌가 생각한다.

다단 앞에 달한 바와 같이 한방 익스트랙트제가 주로 사용되고 있는 현재로서는 후세방파의 처방에 따른 익스트랙트제가 판매되고 있지 않은 경우에는 두 종류의 익스트랙트제를 사용하지 않으면 안되게 된다. 그때에는 앞에서 말한 주의가 필요하다.

또한 때로는 같은 환자에게 4종, 5종의 한방 익스트랙트제를 같은 날 투여하는 의사가 있다는 것도 듣고 있으나 특별한 이유가 없는 한 3종 이상은 사용하지 않는 편이 좋고 5종의 방제를 내놓는 의사는 역시 정견(定見)이 없기 때문이 아닌가라고 필자는 추측하고 있다. 서양약과 달라서 한방약은 하나의 방제로 소화기에도 순환기에도 또한 신경계통에도 효과를 나타내는 것이 적지 않다. 증상은 여러 가지 있어도 그것들을 한 묶음으로 해서 치유시킬 수 있는 곳에 한방약의 특징이 있는 셈이다. 서양약처럼 위를 위해서는 건위제(健胃制), 심장을 위해서는 강심약(強心藥), 노이로제에는 트란퀼라이저(tranquilizer, 진정제)라고 하는 것처럼 여러 가지 약을 동시에 사용하는 방법은 한방 전문가는 하지 않는 것이 보통이다.

현대 한방 부흥의 스승으로서 지금도 대부분의 한방의사가 마음으로부터 존경하고 있는 고 오쓰카·게이세츠 씨의 명저서『한방진료의전』(漢方診療医典)의 한방의학의 특성이 되는 부분에 에도 시대의 명의 와다 도카쿠(和田東郭)의 말로서 "대체로 질병을 치료함에 있어서 여러 가지 방제를 동시에 사용하는 것은 그 의사가 확고한 치료방침을 찾지 못하고 있음을 증명하는 것이다"라고 적혀 있고 처방은 가급적 그 수를 적게 하도록 충고를 하고 있는데 이것은 명언이라고 생각한다.

또 같은 부분에서 오쓰카 선생은 "방(方)을 사용하는 것이 간단한 자는 그 술(術)이 날로 정통하다", "방을 사용하는 것이 번거로운 자는 그 술이 날로 조악(粗惡)하다. 그런데 세상 의사들은 자칫 간단한 것을 조악이라 하고 번거로운 것을 정통이라 한다. 애석토다"라는 와다 도카쿠의 말을 인용하고 있는데 와다 씨는 만년(晩年)에 30여 개의 방(方)을 가지고 만병(萬病)을 치료하였다고 이야기되고 있다.

여러 종류의 증상이 있는 경우의 한방약의 투약지침

한방의학에서는 한꺼번에 여러 가지 증이 나타나 어느 것부터 치료하면 좋은가라는 경우에 대해서 분명한 치료방침이 지시되어 있다.

1. 새로운 병을 먼저 치료하고 오래된 병은 뒤로 한다.
2. 허실의 증이 착종(錯綜, 뒤섞여)하고 있을 때에는 먼저 허를 보전하고 후에 실을 공격한다.
3. 표리가 모두 허한 경우에는 표리를 동시에 치료하는 경우와

제 17 장 한방약의 병용과 전방

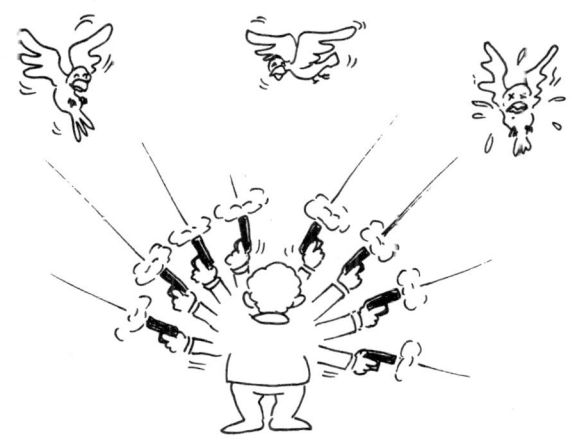

서투른 총잡이도 여러 번 쏘면 맞는다?

먼저 이증(裏証)을 치료하고 뒤에 표증(表証)을 치료하는 경우가 있다.
4. 허실의 판정이 애매할 때는 우선 허로서 치료할 것
이라는 4대방침이다.
 서양식으로 여기가 나쁘니까 이 약, 저기도 나쁘니까 저 약이라는 것처럼 약을 투여하는 것이 아니고 각종의 증을 잘 분별해서 그것에 최적의 방제를 선정하여 순차로 치료하여 가는 것이다. 그래서 투여하는 한방약(방제)의 수도 많게 되고 통상 2제까지, 때로는 3제를 사용하는 것이 한도인 것 같다.
 이와 같은 방침이 있기 때문에 여간 특별한 사정이 없는 한 1회에 네 종류 이상의 한방 익스트랙트제를 투약하는 일은 원칙적으로는 없다고 생각하는 편이 무난하다. 이러한 것은 말하고 싶지 않으나 의사중에는 한방약을 다수 처방하여 그것으로 수입의 증가를 꾀하려는 사람이 전혀 없다고는 말할 수 없기 때문이다. 물론 이러

한 의사도 "그것은 증상이 각 방면에 걸쳐 있어 각각의 방면에 최적의 처방을 내기 때문에 그러한 처방 수가 되는 것이다"라고 변명할지도 모르나 그러한 사람은 공부가 모자라는 것은 아닌가라고 필자는 생각하고 있다.

아주 옛날부터 정평이 있는 방제의 좋은 점이 어디에 있는가, 그것을 먼저 안 다음에 다른 방제와 합방(合方)을 시도하거나 양약을 병용시키거나 하는 것이 올바른 방법이라고 생각한다. 옛날 방제의 좋은 점도 모르는 채 들을 만한 생약의 여러 종류를 혼합해서 처방하는 일부의 중의학식 방법에 대해서 필자는 찬성할 수 없다.

전방(轉方)

다음으로 한방치료의 큰 특징으로서 전방(투여하는 방제를 변경한다)이 있다.

서양의학에서는 여러 가지 기기류를 이용하여 병인(病因)을 탐색하고 그 원인을 알게 되면 그 원인에 대한 치료를 진행시켜 가는 것뿐이다. 따라서 병인을 알게 되면 오로지 그것을 공격하여 없애는 약을 치유될 때까지 투여한다.

이에 반해서 한방치료는 병인에 대해서는 서구식만큼 깊이 추구하지 않으나 환자가 고통을 받는 모든 증상을 경쾌하게 만드는 데에는 무엇을 투여하면 좋은가(수증치료)를 진찰할 때마다 잘 생각해서 결정하도록 하고 있다. 서양에서도 현재의 이학적, 화학적인 검사방법을 시행하게 된 것은 이 200년 정도이기 때문에 1000년 이상 전에 또는 에도 시대까지 현재와 같은 병인확인의 방법은 있었을 리가 없다. 그래서 한방에서는 질병의 진행방식이나 그에 대한 환자의 저항력 등에 대해서 그때마다 면밀히 관찰해서 대응하도록 한 셈이다.

따라서 같은 '감기'라고 생각되는 증상에 대해서도 그 초기, 중기, 말기에 따라 투여하는 약을 바꿔가고 한편에서는 환자의 고뇌를 제거함과 동시에 다른 한편에서는— 요즘 말로 표현하면—환자 몸의 상태에 따라서 면역능력을 높여 저항력을 기르도록 약을 바꿔 간 것이다.

그래서 한방에는 '감기약'만도 많은 종류가 있다. 필자와 절친하게 지내고 있는 한방전문 의사에게 "보통의 감기라고 생각되는 환자에게 자네 같으면 어떻게 약을 바꾸어 가는가"라고 질문한 바 "감기가 들기 시작해서 점점 나빠져 폐렴을 일으키게 될 때까지의 사이에 나 같으면 다음과 같은 전방(轉方)을 한다"라고 말하면서 다음과 같은 순서를 제시하였다(물론 증상을 진찰한 후의 일이다).

계지탕(桂枝湯) → 향소산(香蘇散) → 갈근탕(葛根湯) → 계마각반탕(桂麻各半湯) → 시호계지탕(柴胡桂枝湯) → 소시호탕(小柴胡湯) → 백호가인삼탕(白虎加人蔘湯)

옛날부터 한방에서는 '감기에는 갈근탕'이라고 생각하고 있는 사람이 적지 않은 것 같으나 이것은 감기의 초기에 의사에게 진찰받을 정도가 아닌 시기에는 그 증상에 적합한 약이 있는 것을 모르고 있다가 감기의 증상이 더 심해져서 이제는 의사에게 진찰을 받아야겠다고 생각하게 된 때가 마침 갈근탕이 적당한 시기인 경우가 많기 때문에 이와 같은 말 '감기에는 갈근탕'이라든가 '갈근탕 의사' 등의 말이 생긴 것으로 생각한다.

감기가 들기 시작한 초기라면 갈근탕보다도 계지탕이 좋고, 만일 노인이나 어린이라면 향소산을 투여하는 것이 좋고 갈근탕으로는 이미 늦었다고 생각될 때에 진찰을 받는다면 계마각반탕이라든가 시호계지탕이 처방될 것이다. 또한 병세가 심하고 환자의 저항력이 떨어져 있다면 소시호탕, 백호가인삼탕을 투여할 것이고 그래도 충분하지 않게 되면 각종의 항생물질도 사용한다라고 친구인 한방의사는 필자에게 말하였다.

"2, 3일 전에 감기가 들어서 몸 상태가 좋지 않다"라고 말하는 사람에게는 물론 갈근탕을 투여하지만 그것도 3, 4일분이고 그후에는 증상에 따라 투여하는 약을 바꿔간다. 이것이 한방의료의 적정한 방법이다. 이에 대해서 현재 서양의사가 하고 있는 것처럼 이학적, 화학적인 검사를 가급적 하고 그 결과 감기라고 진단되면 그후에는 아스피린이라든가 술파제, 기타의 해열제, 항균제를 투여하고 그것으로도 잘 낫지 않으면 항생물질을 투여하는 서양식의 판에 박힌 패턴의 치료법과는 상당히 다르다. 한방에서는 매일 환자를 진찰하고 그 증상과 몸 상태가 어떻게 변화되어가는가를 잘 관찰해서 그것에 대응하여 방제도 바꿔가는 것에 큰 특징이 있다.

서양약의 병용

세간에는 "한방은 만성의 질환에는 좋으나 급성질환에는 만족스럽지 못하다"라는 느낌을 갖는 사람이 적지 않은 것 같은데 그것도 지당한 말씀이나 이런 것을 고집하는 것은 좀 고쳤으면 하고 생각한다. 그것보다도 가급적 많은 진찰을 받고 여러 가지 증상이 어떻게 변해갔는가(예컨대 땀이 나오는가 나오지 않는가라는 것까지), 음식을 어떻게 하고 있는가 등을 상세하게 의사에게 전달하는 것이 중요하다.

또한 한방약의 효능은 '천천히', '조금씩' 나오기 때문에 급성질환에는 도움이 되지 않는다는 사람도 있으나 동물로 실험해 보면 입으로 복용한 한방약의 성분이 5분에서 늦어도 15분만 되면 혈액중에서 검출되는 일이 많고 주사만큼 빠르지는 않아도 상당히 빨리 신체(혈액) 속으로 들어가는 것(흡수)이 관찰된다. 다만 유감스럽게도 한방약은 증상에 대한 민감성에 있어서 서양약만큼 예리하지 않기 때문에 한번 복용하면 즉각 효과가 나올 만큼 뚜렷하지 않은 경우가 있다. 통증이 금방 없어지고 열이 바로 내려가는 서양약처럼 그와 같은 속도를 기대한다면 한방약은 약간 뒤떨어지는 점은 있다. 그러나 몇 시간에서 하루 정도 사이에는 동일한 효과가 나타나고 더욱이 서양약에서 때때로 볼 수 있는 부작용이 거의 나오지 않는다(가령 나온다 해도 대부분은 가벼운 발진 정도이다).

따라서 확실히 일각(一刻)을 다투는 급성질환에서는 그에 적응하는 서양약을 먼저 투여하는 것이 좋다고 생각한다. 그러나 이미 발병 후 1~2일이 경과한 환자에 대해서는 첫번째는 서양약을 주사한다 하여도 그 이후는 한방약으로 치료하는 편이 궁극적으로는 환자를 위한 경우도 적지 않다고 필자는 생각하고 있다. 이쯤 되면 사람마다 증상이 다르고, 사정도 다르며, 의사의 생각도 다르기 때문에 일률적으로 어느 것이 가장 좋다고 단언은 할 수 없다.

한편 항생물질은 일체 사용하지 않는다는 한방전문의가 있다면 그것도 너무 지나친 것이라고 생각한다. 병원(病原)으로 되어 있는 균의 종류를 탐색해서 거기에 최적의 항성물질을 투여하는 것이야 말로 현대 의사의 의무라고도 하여야 할 것이다.

또한 최근에는 어떤 증상에는 서양약을 사용하고 다른 증상에는 한방약을 사용한다는 경우가 있고 때로는 서양약의 부작용이 지나치게 강해서 곤란한 경우 그 부작용을 한방약으로 경감시키는 방법도 시도되고 있다. 더구나 암의 방사선요법이나 화학요법 때에 일어나는 구토나 탈모를 한방약으로 예방할 수 있다는 보고도 다수 나와 있기 때문에 서양약과 한방약의 병용이라는 옛날에는 생각되지 않았던 치료법이 실효성이 있는 것으로 받아들여지게 되었다. 이러한 경우 문제는 자진해서 서양식치료를 권장하는 한방의사가 있는 한편 역으로 한방약을 병용하는 것을 싫어하는 서양의사가 있다는 것이다. 그러한 의미에서 특히 서양식에만 집착하는 의사에게 한방에 대한 것을 알아주었으면 하고 간절히 바란다.

한방의학은 전혀 바뀌지 않는 것이어서는 안된다

일부 의사들이 말하는 것처럼 한방은 2000년 전 과학이 발달되지 않았을 때에 고안된 진료방법을 금과옥조(金科玉条)로서 지키고 있고, 그 동안에는 거의 진보, 변화가 없었고, 현재 발달한 과학과 전적으로 유리(遊離)하여 고정되어져 있는 것은 적당하지 않다는 설에도 반대는 하지 않는다. 각종의 의견을 겸허하게 듣고 과학적으로 논의하여 더 좋은 방법이 발견되면 그것을 채택한다는 점, 거기에 의학의 진보가 있다고 필자는 생각하기 때문이다.

옛날 사람은 몸전체의 평형을 고려해서 다수의 경험으로부터 적당한 방제를 만든 셈인데 거기에 너무 집착해서 무엇하나 바꿔서는 안된다고 주장하는 것도 좁은 도량이라고 생각한다.

의식주의 모든 것이 2000년 전과는 크게 달라졌고 또 사람들의 체격도, 생활도, 기호도, 수명도 100년 전과 비교하면 대단한 변화가 있다. 그와 같은 것으로부터 생각하면 방제의 구성도 고정시켜서 생각하는 것보다 시대에 따라서 바꾸어 가는 것이 당연한 것이 아닐까.

진단에 대해서도 마찬가지로 단순히 감각에만 의존하는 '증' 이외에 진보된 많은 진단기기를 이용하는 것을 거부한다면 그것은 과학자로서는 실격이라고 생각한다.

방제의 병용에 대해서도 최근의 선배들이 그 경험으로부터 추천 권장하고 있는 것을 무턱대고 거부하지 말고 사용해 보는 적극성도 필요하지 않은가 생각한다. 예를 들면 기쿠타니 도요히코(菊谷豊彦) 박사가 일본동양의학회 잡지 제41권 3호(1991년 1월호)에서 논술하고 있는「건강보험적용 한방제제와 그 운용법」은 학술적으로도 실제적으로도 방제의 병용에 대해서 자세히 서술한 참으로 훌륭한 논문이라고 경탄 감복하고 있다. 흥미 있는 분은 꼭 정독하시기를 바란다.

제 18 장
노화와 한방약

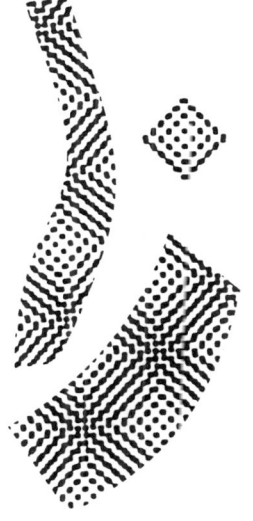

불로장생(不老長生)

지금으로부터 2100년쯤 전, 진시황제(秦始皇帝, 만리장성을 본격적으로 쌓은 것으로 유명)는 바라는 것이 모두 성취되었으나 단지 하나, 늙어가는 것만큼은 뜻대로 되지 않음을 알고 "동해의 봉래(蓬萊)라는 섬에 불로장수의 선약(仙藥)이 있는 것 같으니 그것을 찾아서 가지고 오라"고 서복(徐福)이라는 방사(方士, 기술자)에게 명령하였다. 서복은 명령대로 배를 준비해서 봉래의 섬(아마 일본을 가리키는 것이라고 추측되고 있다)에 건너가 모든 수단을 다해서 찾아보았으나 결국은 목적하는 선약을 찾을 수가 없게 되었다. 그러나 빈손으로 귀국해 봤자 목숨이 위태롭다고 생각하여 그대로 일본에 눌러앉아서 일생을 마쳤다는 이야기가 남아 있다. 그리고 서복이라는 이름은 지금도 지명(地名)으로 남고 그 이름을 딴 사당(祠堂)도 있는 것 같다.

이와 같이 불로장생은 예나 지금이나 또 단지 중국에 국한되지 않고 유럽에서도 또한 일본에서도 모든 권력자가 어떠한 수단을 써서라도 입수하려고 희망했던 궁극의 것이었다.

그리고 현재도 이 생각은 변하지 않고 불로장생에 도움이 되는 것이라면 천금(千金)을 던져도 아깝지 않다고 생각하는 사람이 적지 않은 것 같다.

이에 대해서 한방에서도 그 요망에 적합한 선약, 선단(仙丹)이라는 것이 몇 가지 만들어졌으나 이제까지는 확실히 효험이 있어 회춘하였다, 장생하였다고 효과가 확인된 것은 아직도 나오지 않고 있다.

유럽에서는 세칼이라는 학자로부터 노인에게 젊은 동물의 고환(睾丸)을 이식한 바 성적(性的)으로 회춘의 효과가 있었다는 보고가 나온 일도 있었고 분명히 체코슬로바키아였다고 생각하는데 십수년 전 프로카인(procaine) 주사가 불로에 도움이 된다고 하여

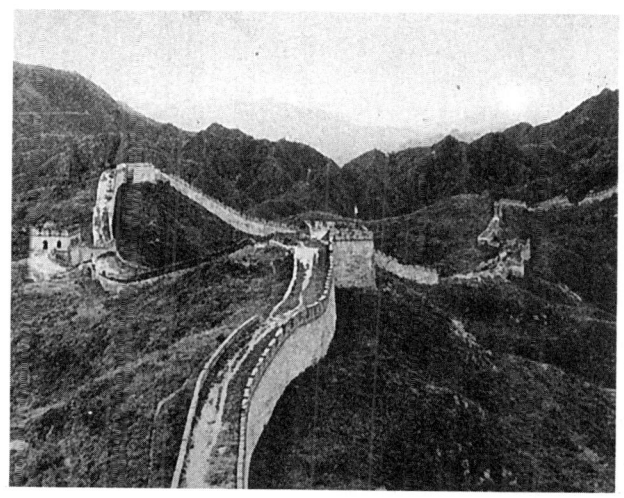

그림 18·1 만리장성

많은 희망자가 동유럽으로 진료를 받으러 몰려들었다는 신문기사도 보았고 남미(南美)에서는 코카나무(coca)의 잎을 씹으면 노화를 지연시킬 수 있다는 전설이 있다고도 들었다. 또 예전에 일본에서도 타액선(唾液腺) 호르몬이 다소 유효하다는 발표도 있었다.

노화란 무엇인가

중국에서는 노화는 신(腎, 부신도 포함)과 크게 관련되어 있다고 하며 최근 중국의 노화에 대한 연구에서도 1. 신기능의 변화 2. 면역학적 모든 현상의 변화 3. 과산화물의 축적 4. 세포의 변이(變異) 등과의 관련에 있어서 어떤 종류의 항노화제가 유의(有意)한 효과를 나타냈다는 결과를 보고하고 있다.

또한 일본에서도 극히 최근에 어떤 종류의 지방산을 동물에 투여하면 그것에 의해서 행동 패턴이 변하여 노화현상까지 억제된다는 실험보고가 나왔다.

그런데 노화를 논하는 경우에는 먼저 노화란 무엇인가라는 점을 밝히고 그 점에 대해서 (A) 그 성인(成因) (B) 증후(症候) (C) 치료법을 토의하지 않으면 안된다.

그러나 이제까지 노화라면 (가) 얼굴에 주름이 늘었다라든가 (나) 동작이 무뎌졌다든가 (다) 정력이 없어졌다라든가 (라) 건망증이 심해졌다라든가 여러 가지 증상을 개념적으로 포착한 것을 말하여 온 것 같다. 확실히 나이를 먹음에 따라 위와 같은 증상이 분명히 나타나는 것은 사실이나 그것들은 반드시 병행(倂行)해서 나타난다고는 할 수 없고 또 항간에서 '하마라메'[역주 : 齒魔羅目, 노인이 되면 이(齒), 음경(陰莖), 눈의 순서로 세 가지가 쇠약해지는 것]라고 불려지고 있는 것과 같은 생리기능의 감퇴 후에 (가)부터 (나)의 증후가 보일 때 이것을 종합하여 노화라고 말하고 있는 것뿐이고 과학적인 정의는 없는 것 같다. 그리고 그러한 증후가 극히 심하게 되었을 때 노인치매, 즉 상대방이 누군가 모르게 되고 대소변은 질질 흘리며 야간배회(徘徊) 등을 하게 되는 것으로 생각하고 있다.

이와 같이 증후 상의 변화를 보는 것만으로도 노화는 다른 질병과 같이 신체의 특수부분만 나쁜 것이 아니고 전신적으로 또는 전신에 영향을 주는 계통에 어떠한 지장을 초래하는 것임을 알 수 있다.

그러면 그 원인은 무엇일까? 여기서부터 탐구, 해결해 나가지 않으면 치료법도 확립되지 않는다. 그런데 분명히 말하면 중요한 바로 그 부분을 아직 잘 모르고 있다.

현재 알고 있는 것 중의 하나는 노인이 되면 뇌의 혈액순환이 나쁘게 된다는 것이다. 따라서 뇌의 혈액순환을 심한 치매상태가 되기 전에 원상으로 돌려주면 완전히 정상으로는 되지 않아도 그 이상의 치매는 방지할 수 있을 것이라고 생각한다.

다음으로 사람에게서도 동물에서도 노령(老齡)이 되면 뇌 속의 아세틸콜린의 양이 감소되는 것을 모든 학자가 인정하고 있다. 그래서 어떤 학자는 나이가 들면 아세틸콜린을 만드는 효소의 활성이 떨어져서 아세틸콜린의 생산량이 감소되기 때문에 노화현상이 일어나는데 가미귀비탕(加味歸脾湯)이라는 한방약은 이 효소의 활성을 부활시키기 때문에 노화에 효험이 있다고 설명하고 있으나 [오이타(大分)의대의 에 후지(江藤) 씨 등], 그러면 왜 그와 같은 효소의 활성이 나이를 먹음에 따라 감소되는가 설명하려면, 내분비라든가 면역 등에 의존하려 하고, 다른 학자는 뇌 속의 아세틸콜린량의 감소는 노화의 결과여서 원인은 아니라고 말하며, 그 중에는 몸을 70년, 80년간 사용하면 과산화물의 축적이나 자외선에 대한 장기폭로(長期暴露) 등에 의해서 모든 장기, 혈액, 골격에 피로현상이 생기는 것은 당연하고 그것이 노화라고 딱부러지게 말하는 학자도 있다.

또한 오카야마(岡山)대학 뇌대사 연구시설의 히라마쓰 미도리(平松緑) 씨 등에 의해서 노령인 쥐의 뇌 속 아미노산은 성숙한 쥐에 비해서 대뇌피질(大腦皮質)에서 글루탐산과 감마(γ) 아미노낙산(酪酸)이 증가하고 소뇌(小腦)에서는 글루탐산의 증가와 알라닌의 감소가 인정되었다고 보고하고 있다.

더욱이 병리조직학적으로 조사하면 노화된 뇌에서는 노인반(老人斑)이라는 갈색의 작은 덩어리가 세포 밖에 있으며 또 세포내에는 신경원섬유(神經原纖維)의 변화가 많이 인정되고, 생화학적으로 그것들은 모두 주로 아밀로이드라는 물질로 이루어져 있는 것을 알게 되고, 노화는 β-아밀로이드의 대사가 변조(變調)를 초래한 결과가 아닌가라는 설도 유력하게 되어 현재로서는 그 전구(前驅) 물질까지 밝혀져 있다. 그러나 그들의 변화도 나이를 먹음과 함께 증가하는 것은 알고 있으나 왜 나이가 들면 그렇게 되는가라는 것은 아직 분명하게 알지 못하고 있다.

> **주 : 아밀로이드(amyloid)**
>
> 각종 염색법으로 균일하게 염색되는 전분모양의 특이한 단백질로서 전자현미경으로 보면 섬유구조를 나타내고 그것이 침착(沈着)되고 있는 병변(病變)을 아밀로이드 변성(變性)이라고 한다. 이 생성과정에는 면역학상의 T세포, B세포가 관여하고 있다. 알츠하이머병 및 노인성치매에서는 모두 뇌[특히 해마(海馬) 부근]에 아밀로이드상(狀)의 물질이 침착된 노인반(斑)이 많이 인정된다.
>
> 최근 알츠하이머병에서는 인터류킨(IL) I의 면역활성이 상승하고 있는 것을 알게 되었고 노인반의 생성을 IL I의 길항약을 투여하여 감소시킬 가능성을 탐색하고 있다.
>
> 물론 노인반은 결과로서 생기는 것이지만 노인반이 생기지 않도록 하면 치매도 일어나지 않을 것이라는 가정하에 행해지는 연구이다. 그 기본 연구로서는 뇌 속의 아밀로이드 대사과정의 탐구를 더욱 정밀하게 진행시킬 필요가 있다.

노화방지 효과를 측정한다

이와 같이 노화현상 발현(發現)의 참된 원인을 알 수 없기 때문에 그에 대응하는 치료법, 예방방법에 확실한 것이 없음은 당연하다고 말할 수 있을 것이다.

나고야시립대학 약학부의 오쿠야마 하루요시(奧山治美) 교수 등은 "음식물 속의 리놀산(linoleic acid)의 양을 줄이고 α-리놀렌산(α-linolenic acid) 계열의 지방산을 증가시키는 것이 각종 만성질환이나 노화의 억제에 유효하였다"라고 보고하고 있다(약물정신행동 제 1권, 4호 273쪽, 1991년).

　이 성과와 설명이 널리 받아들여진다면 음식물 속에 함유되어 있는 필수지방산의 균형을 적당히 유지하면 노화방지에 도움이 되고 또 이러한 것을 함유하는 차조기〔紫蘇〕씨의 기름이 노화예방에 유효하다는 새로운 가능성이 나오게 될 것이다.

　그러나 어떠한 치료와 예방방법이 받아들여진다고 하여도 그보다 먼저 문제가 되는 것은 노화방지효과를 어떻게 과학적으로 측정할 수 있는가 하는 것이다. 외관상 젊어 보인다든가 활동적이다 라는 척도가 아니고 과학적으로 수량적으로 측정하는 방법이 필요한 것이다.

　동물이 치매상태가 되면 뇌 속의 아세틸콜린의 양이 감소되는 것은 알려져 있고, 긴키대학 동양의학연구소의 아베 히로코(阿部博子) 고수에 따르면 인체에 있는 물(H_2O) 속의 중수(重水, D_2O)의 비율이 노화에 따라서 변화한다고 한다. 또 이미 기억의 양부(良否)를 측정하는 방법에도 작은 동물의 행동으로부터 추측하는 방법이나 사람의 기억보지력(保持力)을 측정하는 하세가와(長谷川) 법 등 몇 가지 방법이 공인되고 있다. 앞에서 말한 뇌 속의 아미노산의 변동이나 아밀로이드의 대사이상(代謝異常)의 측정도 도움이 될지 모른다.

　따라서 아직 충분하다고는 말할 수 없으나 될 수 있는 대로 많은 과학적 측정방법을 병용해서 노화의 정도를 확실히 측정할 수 있게 되면 노화방지약의 발견에 도움이 될 것은 분명하다. 노화방지에 대해서는 그와 같은 측정법의 확립이 급선무라고 생각된다.

　진시황제는 성공하지 못하였으나 현대 한방약 중에서 구성생약을 교묘히 배합하여 어느 정도 유효한 노화방지용 방제가 만들어질 희망이 있는 것은 아닌가 필자는 생각하고 있다.

　다만 이 경우 주의하지 않으면 안도는 것은 그와 같은 약도 회

춘하는 것은 아니고 노화의 진행을 중지시킬 뿐이라는 것과 불로장생을 성능력(性能力) 증강으로 오해하지 않는 것이다.

이른바 강정약(强精藥 : 장양약, 壯陽藥)에 대해서는 옛날부터 수없이 많은 경험례가 보고되어 있고 현재도 피로억제라든가, 원기(元氣) 건강증진이라든가 하는 것을 떠들어대고 있는 약 중에는 실제는 강정약에 지나지 않는 것이 상당히 있는 것 같다. 그 처방 중에 녹용(사슴뿔), 합개(蛤蚧, 내장을 제거한 도마뱀붙이의 건조물), 음양곽(淫羊藿, 삼지구엽초의 줄기와 잎), 보골지(補骨脂, 콩과 식물의 씨), 파극천[巴戟天, 꼭두서니과(科) 식물의 뿌리], 육종용(肉蓰蓉) 쇄양(鎖陽), 토사자(菟絲子, 실새삼의 씨), 호로파(胡蘆巴, 호리병박의 씨), 선모(仙茅, 꽃무릇과의 다년초의 뿌리줄기), 두충(杜冲, 두충의 나무껍질), 산수유(山茱萸, 산수유나무의 열매) 등 식물성 생약이나 또 동물의 편[鞭 : 음경(陰莖), 고환 등], 자하거(紫河車, 사람의 태반) 등이 배합되어 있는 경우에는 오히려 강정 작용을 노리고 있구나라고 생각해도 되지 않는가 나는 억측을 하고 있다. 이에 반해서 영지(靈芝, 버섯의 일종), 구기자(枸杞子, 구기의 씨), 여정자(女貞子, 광나무의 씨) 등의 생약은 강정효과는 인정되지 않아도 다른 적당한 생약류와 배합에 의해서 무언가의 노화방지에 도움이 되는 것이 아닌가 측정방법이 확립되면 한번 조사해 보고 싶은 것이 필자의 꿈이다. 또 인삼은 노화방지와 강정의 양쪽 작용을 조금씩 가지고 있고 항지혈(抗脂血) 작용, 항동맥경화 작용도 있다고 하나 코피가 나올 경우에 사용하거나 장기간 사용할 경우에는 혈압에 대한 영향도 염려되기 때문에 가끔 체크하는 신중함이 필요하다.

약선요리(藥膳料理)

모든 요리는 맛이 있음과 동시에 영양원으로 되어 있으나 그 재

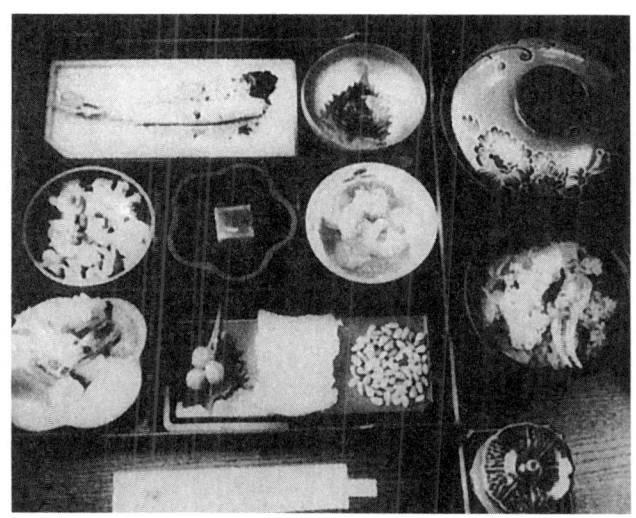

그림 18·2 약선 요리

료에 한방에서 사용하는 생약을 사용한 요리는 영양 이외에도 약효가 있다. 약을 약으로서 복용하는 것보다 맛있는 요리 속에 약효까지 있다면 먹기도 편하고 모르는 사이에 약을 복용한 것과 같은 결과가 된다. 이와 같은 요리를 중국이나 일본에서는 약선요리라 부르고 지금은 상당히 유행하고 있는 것 같다. 필자도 언젠가 사천성(四川省) 성도(成都)에서 한 상(床)에 29종류나 되는 약선요리가 나와서 난처해진 일이 있었다.

그래서 약선요리에 대해서 한마디하면, 필자는 약선요리는 기본적으로는 좋은 것이라고 생각한다. 그러나 한달에 한 번 정도 약선요리를 먹어서 어느 정도 노화방지에 도움이 될 것인가가 의문이다. 효과가 있다는 생약을 적어도 일주일에 두 번이라든가 열흘에 세 번이라든가, 양은 많지 않아도 때때로 먹지 않으면 효과는 기대할 수 없다고 생각한다.

그래서 값이 비싼 약선요리를 자주 먹을 만큼 재력이 있는 사람들이 즐겨 먹는 약선요리의 소량을 매일, 또는 격일로 섭취하는 것은 찬성하나 한달에 한두 번 정도 먹었다고 해서 그것으로 노화방지가 기대된다고 생각하고 있으면 그것은 무리다. 품목수는 두 종류 정도라도 좋으니까 최소한 일주일에 두 번은 섭취하지 않으면 안된다고 나는 생각한다.

노인치매로 오래 살면 곤란하다

이미 언급한 바와 같이 치매상태의 사람에게 투여하면 치매가 치유된다고 과학적으로 대다수의 학자로부터 승인된 약은 신약에도 한방약에도 아직 없다. 뇌의 혈행(血行)이 다소 촉진되는 정도이다.

또한 노화에 관련되어 세간에서 이야기되고 있는 것인데 예컨대 나이는 100세 이상이라도 치매증이 있어 일상생활에 다른 사람의 도움이 필요하다면 참된 불로장수라고는 말할 수 없을 것이다. 아무개 아무개와 같이 100세가 넘어도 상대방의 말에 즉각 반응할 수 있는 정도가 아니면 단지 무거운 짐이 되는 노인에 지나지 않는다.

노령자의 인구비율이 높아진 오늘날, 목숨만 붙어 있으면 장수(長壽)니 어쩌니 하고 말해도 좋을지 어떨지 논의의 여지가 있다고 생각한다. 생명을 길게 하는 것이 아니고 죽음을 연장시키는 것 같은 처치를 당사자의 의지가 아닌데도 연장시켜 가는 것이 요구되는 시대가 되었다고 필자는 생각한다.

졸중후유증(卒中後遺症)

불로장수와 중풍의 치료는 조금 괴리되어 있는 것같이 보이나 노화, 기억상실, 치매와 결부시켜 생각하면 이 방면의 과학이 진보하면 참된 불로장수의 좋은 점이 비로소 발휘될 수 있다는 데에 의의가 있다고 생각한다.

그런 의미에서 졸중 후에 오는 중풍의 증상에 황련해독탕(黃蓮解毒湯)이 효과를 나타낸다는 전 도호쿠(東北)대학 내과 고구레히사야(小暮久也) 교수의 일련의 연구성과는 정말 멋진 것이라고 경탄하는 바이며 불로장생의 일부로서 이런 종류의 연구가 더욱 발전될 것을 바라고 있다.

또한 신문이나 잡지에 알츠하이머병이라는 말이 가끔 나오는데 이것은 노인성치매와 흡사한 증상이 초로기(初老期)의 사람에게 나타난 경우를 가리키는 것으로 증상은 비슷하나 근본 원인이 다르며 증상의 진행이 빠르다고 생각되고 있다. 그러나 양쪽의 치매 모두가 황련해독탕에 의해서 그 수반(隨伴) 증상이 개선된 증례(症例, 비교적 체력이 있는 경우)가 게이오병원 정신신경과 교실로부터 보고되어 있다.

불로장생 방책(方策)의 맺는 말

여하튼 70년 이상에 걸쳐서 조금씩 체내에 축적되어 온 여러 가지 나쁜 영향을 어떠한 약을 복용함으로써 40세, 50세의 상태로 되돌리는 것은 무리라고 생각한다. 그것보다 적어도 그것 이상 노화가 진행되지 않도록 식사에 조심을 하고 심신(心身) 모두 릴랙스(relax) 시키도록 노력하는 것이 현재로서는 실효가 있는 방법이라고 생각해야 되지 않을는지.

그리고 될 수 있는 대로 다른 사람에게 폐를 끼치지 않고 다소나마 사회에 보탬이 되는 소일(消日)을 하며 마지막으로 숨을 거두는, 이것이 바랄 수 있는 최고의 '수'(壽)의 존재방법이 아닌가 필자는 생각한다. 현재 그렇게 많은 것을 바라는 것은 무리이고 그것보다도 "무리를 하지 않는다", "속상해 하지 않는다", "감기에 걸리지 않도록 한다", "넘어지지 않도록 한다" 등의 주의가 중요하다.

제 19 장
민간약에 대해서 시행한 작은 실험

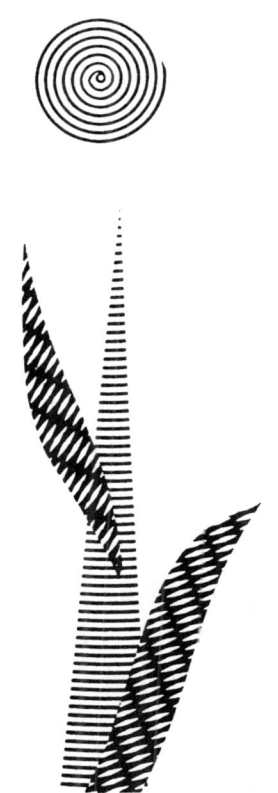

필자는 게이오대학 의학부 약리학교실에서 서양의학적 수법에 의한 약리학을 42년간 전공하였으나 이 기간에는 한방약, 민간약에 대해서 공적으로는 전혀 연구하지 않았다.

은사인 아베 가쓰바(阿部勝馬) 교수는 민간약에 대해서도 흥미를 가져서 「백도화(白桃花)의 이뇨작용에 대해서」라든가 「개다래나무의 약리」라든가 「음양곽(淫羊藿)의 유효성분」이라든가 「지룡(地龍, 지렁이)의 해열작용」이라든가 몇 가지의 연구를 발표하고 있는데 필자에게는 그와 같은 연구주제가 주어지지 않았다. 따라서 게이오대학 약리학교실에 봉직하고 있는 동안에 화한약(和漢藥)에 대한 보고는 한편도 없다.

그러나 몇 가지 장난 어린 실험을 해보았다. 그렇지만 모두 학회에는 발표하지 않았다. 이 책을 쓰고 있는 동안에 이것도 하나의 기록으로서 이 책에 남겨두면 어떨까 하는 생각이 들어 기술해 보기로 한다.

Ⅰ. 로열 젤리

어느 해 어느 약학대학 졸업예정인 젊은 약학사로부터 졸업 후 필자 밑에서 연구하고 싶다는 신청이 있었다. 그래서 면접 때 "부친의 직업은 무엇인가"라고 물었더니 "양봉협회의 이사를 하고 있습니다"라는 대답이었다. 그래서 "그렇다면 매일 새로운 진짜 로열 젤리를 부친으로부터 입수할 수가 있는지?"라고 말했더니 "그것이라면 가능하다고 생각합니다"라는 대답이었다. 그래서 "그러면 매일 아침 교실에 오기 전에 양봉협회에 가서 신선한 로열 젤리를 받아 보온병에 넣어 가지고 와서 그것을 젊고 건강한 자웅(雌雄)의 생쥐 몇 군(群)에 양을 바꿔서 입으로 투여하고 그 동안의 체중의 변동, 거동(擧動)의 차이, 기타 인지되는 것을 면밀히 관찰하는 연구를 하기 바란다"라고 하였다.

입실 후 그녀는 성실하게 필자가 말한 대로 실험을 하고 거듭 다음대(代) 및 제 3 대에 걸쳐서 동일한 실험을 2년에 걸쳐 계속해서 정확한 보고를 하여 주었다.

그 결과 새로운 진짜 로열 젤리를 장기간에 걸쳐 대량에서 소량까지 하루 한번씩 투여하여도 암컷, 수컷 모두 특별히 체중의 증가가 촉진되거나 행동의 변화 및 사망까지의 일수의 연장 등은 인정되지 않았다. 또 제 1 대 자웅 생쥐의 교배(交配)에 의한 임신율, 사산(死産), 흡수율, 기형발현율(奇形發現率), 출생률이도 로열 젤리 투여의 영향은 인정되지 않았다. 다시 3대에 걸쳐서 사육한 생쥐의 총수(總數)는 르열 젤리를 투여한 그룹에서도, 먹이와 물만 주고 로열 젤리를 투여치 않았던 생쥐의 그룹의 총수에도, 유의(有意)의 차는 인정되지 않았다.

로열 젤리를 투여한 정상적인 건강한 생쥐에 대한 실험은 2년 조금 못 돼서 중단했는데 이 결과에서 필자는 로열 젤리의 경구 투여는 정상의 생쥐에 대해서는 특별한 영향을 미치지 않는다고 생각하지 않을 수 없는 결론을 얻었다.

따라서 일본 또는 중국에서 유행하고 있는 로열 젤리의 복용은 정상적인 사람에게 특별히 유익한 작용을 가져오는 일은 없지 않느냐라고 필자는 추측하고 있다.

II. 독사(毒蛇)의 가루

옛날부터 '쿠사게이바'(역주 : 草競馬, 일본 농촌 등에서 지방공공단체의 주최로 시행되는 소규모의 경마) 등에서는 출전하는 말에 '독사'의 가루를 복용시키면 경주력을 증진시킨다고 하여 그러한 투여는 비밀리에 시행되고 있다고 들었다.

1943~44년경 나는 육군의 요청으로 운동능력의 향상이나 피로억제의 연구를 하고 있었기 때문에 과연 '독사가루'에 그와 같은 효

과가 있는지 어떤지를 실험해 보기로 하였다. 그리고 먼저 당시 수집할 수 있는 만큼의 '독사가루'를 수집하였다.

그중에는 등산을 좋아하였고 훗날 국립암센터의 총장이 된 이시카와 시치로(石川七郎) 군에게도 부탁해서 하쓰호(發哺) 온천의 여관에서 사온 것도 섞여 있었고 독사가루의 실험을 회상할 때마다 이시카와 군의 친절이 생각난다.

여하튼 이와 같이 하여 여러 가지 독사가루(그 중에는 막대기처럼 곧게 하나로 된 채 건조된 것도 있었다)를 각각 일정량의 칡뿌리 전분액에 섞어서 쥐의 위 속에 주입하고 복용 전과 복용 후 30분, 60분, 120분, 180분째의 자발운동량을 운동량측정기를 사용해서 측정하였다.

그런데 결과는 예상과 반대로 쥐의 자발운동량은 전혀 차이가 없었다. 독사를 말린 것을 잘 보면 대부분은 뼈여서 그 사이에 바짝 마른 아교질의 물질이 막(膜)처럼 존재할 뿐, 독사가루라 하여도 대부분은 뼈의 칼슘이고 무언가 효과가 있다면 뼈 사이의 단백질 모양의 물질인가라고도 생각하였으나 이 실험은 이것으로 중단해 버렸다.

현재와 같이 단백질에 대하여 발달하였다면 다시 연구하는 방법이 여러 가지 있을 것이라고는 생각하나 여하튼 독사가루의 연구는 간단히 그만두었다.

최근 텔레비전에서 생쥐의 비약(飛躍)의 폭, 순발력 같은 작용이 독사의 익스트랙트로 증대된다는 실험을 보았는데 혹시 그러한 점에서는 효과가 있을지도 모른다. 그 종류의 실험은 하지 않았기 때문에 아무 말도 할 수 없으나 약간의 실험결과를 보고하는 것이다.

Ⅲ. 모르핀(morphine)과 인삼

필자가 게이오대학의 연구생활 중 가장 오랫동안, 처음부터 끝까

제 19 장 민간약에 대해서 시행한 작은 실험 213

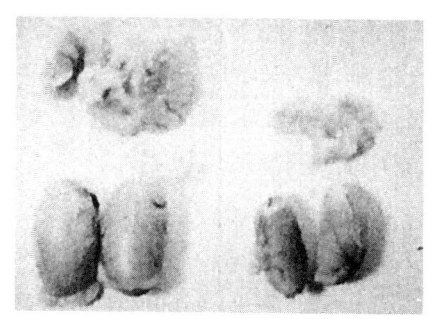

그림 19·1 쥐의 고환(睾丸, 아래)과 부고환(위). 오른쪽이 모르핀만 투여한 것, 왼쪽이 모르핀과 인삼전액을 합쳐서 투여한 것.

지 실험을 그치지 않았던 것으로 모르핀의 연구가 있다.

그 연구 중에 쥐에 모르핀을 매일 반복해서 피하주사를 해가면 여러 가지 증상이 나오는데, 해부한 경우 특히 눈에 띄는 것은 수컷 생식기관의 위축이다. 특히 부고환, 고환이 현저하게 작아졌다.

그 결과는 쥐의 모르핀 만성중독의 연구중에 어쩌다가 만난 현상인데 이 모르핀의 웅성(雄性, 수컷) 쥐의 생식기관위축에 미치는 영향을 인삼전액의 투여로 방지할 수 있는 것을 분명히 확인할 수가 있었다(사진을 보기 바란다).

유감스럽게도 인삼전액 중의 어떠한 성분이 쥐의 고환이나 부고환에 어떻게 작용해서 이와 같은 결과가 나왔는지, 모르핀 중독에만 정신이 팔렸었기 때문에 그 이상의 추구는 하지 않았다. 지금 같으면 쥐의 내분비계, LH-RH, 프롤락틴 그리고 고나도트로핀(gonadotropin) 등, 일련의 내분비계통에 인삼이 어떠한 작용을 하는가를 조사하는 것은 세계적으로 보아도 인삼에 대해서 이와 같은 연구를 하고 있는 학자가 그다지 없는 것 같기 때문에 현재라도 제법 재미있는 주제가 되는 것은 아닌가 생각한다.

또한 이 실험결과를 한국 인삼학회에 보고하였는데 그 몇 년 후

한국에서 모르핀의존증(만성중독)은 인삼을 복용하면 예방할 수 있다는 발표가 있었다. 필자도 비슷한 실험을 그 이전에 하였는데 아편 정도에는 효과가 있었으나 모르핀과 같은 강력한 것에 대해서는 그와 같은 효과를 인정할 수 없었다.

Ⅳ. 개다래

1952년에서 54년의 만 2년간 필자는 미시간대학에서 마약연구를 하고 있었는데 때로는 고양이의 심장을 이용해서 강심제에 대한 실험도 하였다. 그 실험용 고양이를 수집하고 있을 때에, 시험적으로 가다랭이의 말린 쪼가리나 개다래〔木天蓼〕를 일본으로부터 가져와서 고양이들에 투여해 보았더니 이상하게도 일본의 고양이처럼 가다랭이의 말린 쪼가리나 개다래에 그다지 반응을 보이지 않았다. 일본에서는 사자까지도 미친듯이 개다래에 달려붙는데 왜 그런가 하고 미국인 동물사육계에 물어보니 미국의 고양이용 통조림 사료에는 고양이가 좋아하는 식물의 익스트랙트가 들어있다고 하였다. 혹시 그것이 개다래의 대용을 하고 있기 때문인가라고 생각하였으나 그 이상 추구하지 않고 끝냈다.

이상은 어느 실험이나 생약을 단미(單味)로 민간약처럼 사용한 장난 비슷한 것으로서 여기에 다시 몇 가지 생약을 가해서 한방방제의 형식으로 해서 사용한다면, 또는 모르핀과 인삼의 경우처럼 동물에 무언가의 증상을 일으켜서 그 증상에 대한 효과의 유무를 조사하면 무언가의 발견이 있었을지도 모른다고 지금도 생각하고 있다.

마지막으로 '구로야키'(黑燒)에 대해서 한마디 하면 '구로야키'라면 동식물을 '단지', '독' 등에 넣어 밀봉해서 찐 것이다. 필자는 부친이 부탁을 받아 '구로야키'를 만드는 것을 몇 번 보았는데 '날 것도 아니고 까맣게 탄 것도 아니고, 그러고도 속까지 불이 들어간 것같이 굽는 것이다"라고 가르침을 받았다. 그러나 '구로야키'의 효능은 전혀 알지 못한다. 이러한 수치(修治) 방법은 빨리 무용지물이 될 것이기 때문에 아는 분이 있으면 가르쳐 주셨으면 생각한다.

맺는 말

「머리말에 다 신하여」에서도 언급한 바와 같이 이 책은 일반 샐러리맨·OL(office lady)에서 의치약대생, 그리고 나아가서는 한방을 전혀 모르는 의사까지를 대상으로 해서 한방약에 대한 상식을 가져 주었으면 하는 마음으로 썼기 때문에 초점이 정해지지 않고 깊이가 없는 기술이 되어 버린 부분이 있는 것을 유감스럽고 죄송하게 생각한다.

더 정밀도가 높은 내용의 것을 읽고 싶은 분은 조금 오래되었지만 1987년 뉴질랜드에서 개최된 제1회 국제한방약리학회에서 각 전문가들이 발표한(영어) 것의 일본판 『최신의 한방약리』(B5판, 433페이지)가 1989년에 Excerpta Medica 일본사에서 발행되어 있다.

그 내용으로서는 「한방의학의 현상과 장래」, 「한방의학의 과학적 평가」, 「한방방제의 중추, 내분비, 순환 알레르기 면역계, 간염 및 신염에 미치는 효과의 연구」 등 56편이 실려 있으니 그것을 열람하기 바란다. 다만 이 책은 절판이 되어 새로 구입을 할 수 없으나 주요 도서관에는 기증되어 있다(223쪽에 표지를 소개한다).

초고가 끝나서 한번 전부 읽어 보니 한방약에 대해서 현재의 약리학에서 중시되고 있는 이온의 세포막 출입에 대해서 언급하지 않았고 한방의학에서 말하는 '기·혈·수'(氣血水)라는 개념을 언급하지 않은 것을 알았다.

전자에 대해서는 아직 한방방제의 이 방면에 대한 연구가 널리 진행되고 있지 않기 때문이지만 다만 한 가지, 가나가와치과대학

생리학교실의 스가야(菅谷) 교수의 "전간경련발작시에는 신경세포 내의 칼슘이 비정상적인 유리(遊離)를 일으켜서 세포막의 내측으로 이동한다. 이제까지 항전간약의 대표로 되어온 페니토인은 이와 같은 칼슘의 비정상적인 유리를 억제하는데 한방방제인 시호계지탕(柴胡桂枝湯)도 마찬가지로 경련시의 칼슘의 비정상유리를 완전히 억제하고 있다"라는 보고가 있다.

시호계지탕이 전간발작예방에 효과가 있는 것은 십몇 년 전 아이미 사부로(相見三郎) 씨가 임상적으로 확인한 것인데 그 효과발현의 메커니즘이 뇌세포내의 칼슘의 이동에 미치는 영향이라는 것을 발견한 것은 이 방면(각종 이온의 이동)에서도 한방약이 효과를 나타내고 있음을 증명한 우수한 연구라고 생각한다.

다음으로 기·혈·수 중의 필두의 '기'에 대해서는 입수할 수 있는 한도의 '기'에 관한 서적을 읽기도 하였고 쓰무라약리연구소원 전원이 만 이틀을 소비해서 '기'에 대한 토론을 하기도 하였다. 또 (주)쓰무라가 군마(群馬)대학 의학부에 기부한 정신신경약리학강좌(쓰무라)의 전원과 동대학 정신과 의사분들의 협동으로 일본의 행동약리의 제 1 인자인 다도코로 사쿠타로(田所作太郎) 교수 지도 하에 '외기공'(外氣功)에 대해서 반년 남짓 각종의 실험을 하였으나 결국 '기'에 대해서 현대과학의 입장에서 생화학적으로도, 전기생리학적으로도, 심리의학적으로도 납득, 설명이 가능한 성과는 얻지 못하였다.

필자 개인으로서는 30년 전 게이오의숙 체육회 합기도부의 창설이래 십여 년에 걸쳐서 초대 부장직을 맡은 일도 있어서 '기'라는 것은 확실히 있다라고는 생각하고 있으나 그 실체에 대해서는 부끄럽게도 전혀 파악이 되어 있지 않다. 따라서 이 책에도 기에 대한 장(章)에서 독자적인 견해를 내고 싶다는 꿈이 실현되지 않은 것을 참으로 유감스럽게 생각하고 있다.

여하튼 한방어는 천여 년의 경험과 헤아릴 수 없을 정도의 서적이 있기 때문에 그것을 정리하는 것만으로도 이제까지는 개인이 생애를 바쳐서 하여도 다 할 수 없을 정도의 것이었다. 다행히 최근에는 컴퓨터를 이용함으로써 그들의 정리가 진행되고 아이치켄(愛知縣) 가리다시(刈田市)의 세코구치 아키라(世吉口徹) 박사의 『한방약편람』(Ⅰ, Ⅱ, Ⅲ, 추보 2) 등을 차분히 보면 몇 가지 가설(假說)도 세울 수 있을 듯한 느낌이 들었다.

"한방에는 다른 것과 비교할 수 없을 정도의 역사와 기록이 있다" 이것을 기반으로 해서 확고하고도 광범위한 연구를 진행시킬 수 있는 것이 아닌가라고 나는 생각한다.

이 책은 말하자면 그 예고로서 『상한른(傷寒論)』을 주로 한 일본의 한방을 현대 과학의 눈으로 다시 볼 것은 없는가라고 생각하여 그것을 이해하기 쉬운 형태로 쓴 것이다.

마지막으로 조금 역설적인 것을 말하면 이 책의 여기 저기에 언급한 여러가지 연구성과는 어느 것이나 정말 귀중한 것이지만 각각의 연구 범위가 한정되어 있다.

약을 사용해서 사람의 질병을 고치기 위해서는 그 약을 과거에 몇 번인가 비슷한 증상의 사람에게 사용해서 효과가 있었기 때문에 아마 이번의 환자에게도 효험이 있을 것이라고 예상하여 투약하는 셈이다. 그러나 사람의 신체는 대우 복잡하고 다이내믹하여 변수가 많이 있기 때문에 원인과 결과를 어디까지 분명하게 관련짓고 있는지 모른다. 따라서 약 효과의 평균치로부터 낸 예상이 맞는다고만은 할 수 없으며 재현성도 의심스럽다. 이와 같이 변수가 몇 개씩이나 있어 그것들이 비선형인 상호관계에 있을 때에는 될 수 있는 대로 많은 변수를 동시에 조사해서 그들의 상호관계를 밝혀가는 것이 꼭 필요하다.

이제까지의 의학에서는 대부분의 학자가 근소한 필수변수를 대다수 중에서 골라내서 그것만에 대한 평균치로부터 효력의 예측과 작용 메커니즘의 추측을 하고 있으나 이것으로는 어떤 약이 해당 환자에게 정말 듣는가 어떤가를 예측하기에는 불충분하다고 말할 수밖에 없다.

  약리학은 궁극적으로는 질병을 앓고 있는 사람에 대한 약물의 효과를 탐구하는 학문이다. 인체 특히 병체(病體)는 매우 복잡하여 하나의 약으로 야기시킬 수 있는 효과는 하나가 아니고 매우 많은 영향이 동시에, 더구나 비선형(非線形)으로 일어나고 있다. 수학이나 물리학에서는 이미 이것을 카오스 이론(Chaos Theory)으로서 취급하고 있다. 이것을 약리학에 응용하여 특히 서양약처럼 순수하지 않고 많은 화합물의 혼합인 한방약의 작용 메커니즘의 연구에 착수할 수 없을까라는 것이 필자의 새로운 꿈이 되었다. 혹은 음양오행설 등 중국의 옛날의 철리(哲理)가 다시 기본이념으로서 떠오르는 것도 만에 하나 있을지도 모른다. 그러나 그들에 대한 연구를 하기에는 필자는 너무 나이를 먹었다. 다음 21세기에 여러분의 정진(精進)을 기대할 수밖에 없다. 어떠한 꿈이 현실로 될 것인가, 그 날이 빨리 오도록 기원하면서 이 책을 마치고자 한다.

  마지막으로 이 책을 집필하도록 요청한 고단샤의 오에(大江), 호리코시(堀越) 씨에게 늦어진 것을 사과드리는 동시에 그 이유의 하나는 가급적 알기 쉽게, 또 많은 새로운 지견(知見)을 채택하려고 네 번이나 전면적으로 고쳐 쓴 필자의 우유부단에 의한 것임을 말씀드리면서 양해 있기를 바란다.

주 : 카오스 이론

카오스 이론(Chaos Theory)은 최근 널리 퍼졌으나 원래는 수학, 물리학에서 사용되고 있던 것으로 근년 그 이외의 과학에도 가끔 응용하게 되었다. 그러나 의학에서는 아직 충분히 소화시켜 응용되고 있지 않다.

실제로 어떤 것인가 하면 예를 들면 일기예보 등을 하는 경우 현재 상당히 예보가 맞게 되었으나 아직도 미지의 요인이 상당히 있어서 만족할 정도의 예상은 되고 있지 않다. 오히려 지나고 난 후에야 비로소 왜 맑음이라고 예상하였는데 비가 내렸는가 그 이유를 설명하고 있을 뿐이다.

이와 같이 그 현상을 좌우하는 요인을 충분히 알고 있지 않으면서 결과를 예상하는 것이나, 결과를 알고 있으나 왜 그렇게 되었는가라고 결과로부터 원인을 추구하는 것 등을 가급적 수리적(數理的)으로 해결하려는 이론이 카오스 이론이다. 현재 의학방면에서는 정신과 관계에서 특히 주목되고 있다. 생체는 매우 복잡한 계(系)를 가지고 있기 때문에 약에 의해서 야기되는 효과는 단일한 것이 아니고 여러 가지 변수의 변화가 동시에 일어나고 있다. 더욱이 그것들은 전부 비선형적인 연관으로 일어나고 있다. 따라서 이 비선형 시스템의 연구는—일반적으로는 카오스 이론으로서 알려져 있으나—생체와 약의 상호작용을 연구하는 약리학에 이 이론이 맞을 가능성이 크다. 현재의 약리학자는 어떤 현상에 대해서 하나의 환상을 만들어 필수적인 하나의 변수만 검색하고 많은 문제군(群) 중의 어떤 모집단(母集團)의 평균치를 내는 것에만 전념하고 있다.

그러나 그러한 방법으로는 약리학의 목표인 "약은 정말 환자에게 어떤 작용을 하고 있는가"를 알 수 있는 기회를 오히려 상실하고 있는 것같이 보인다. 특히 한방약은 서양약처럼 하나의 순수한 화합물은 아니고 성분적으로도 대사적으로도 변수가 많고 나아가 작용 메커니즘 면에서도 일반적인 약리작용 이외에 내분비, 유전 등 검토하여야 할 분야를 가지고 있기 때문에 더욱 그러한 것이다.

종전의 사고방식으로 이것들을 정리해 가는 것은 대단한 작업량이 필요하다. 이 점에서 카오스 이론은-어디까지 갈 수 있는지 알 수 없으나-한방약의 약리 해명에는 극히 유용한 시사(示唆)를 부여하는 이론이 아닌가 생각한다.

〈참고〉
- VanRossum and de Bie : Chaos and illusion
- Trends in pharmacological sciences(국제약리학연합 기관지)
    Vol. 12 No. 10 379-383 1991
- 퍼지이론, 카오스 이론의 정신의학에의 응용
    일본의사신보(3520호) 145쪽

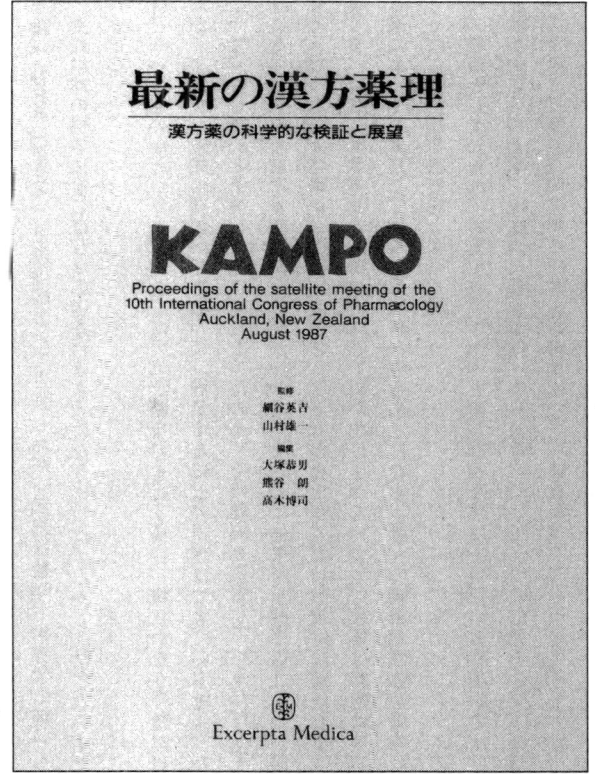

『최신의 한방약리』

찾아보기

〈ㄱ〉

갈근탕 *14*
감초 *123*
개다래 *214*
고방파 *18*

〈ㄴ〉

내배엽 *106*
내분비 *154*
노인치매 *206*
노화 *199*
노화방지 *202*
농약 *49*

〈ㄷ〉

달이는 방법 *69*
대사 *132*
독사가루 *211*
D·D·S *37*

〈ㄹ〉

로열 젤리 *210*

〈ㅁ〉

면역 *164*
면역과 행동 *174*
면역약리학 *168*
명현 *126*
모르핀과 인삼 *213*
몸 전체의 균형 *30*
미량원소 *184*
민간약 *12*

〈ㅂ〉

방사능 *48*
배설 *139*
병용 *188*
보존법 *59*
『본초강목』 *46*
『본초비요상하권』 *48*

부작용 122
분해 138
불로장생 198

〈ㅅ〉

상사 148
상수 148
상오 149
상외 148
『상한론』 6
생약의 감별 49
솔로 32
쇼소인 생약 61
수용체 140
수치(修治) 56
『신농본초경』 44
십이강 107

〈ㅇ〉

알레르기 172
암 178
약선요리 204
어혈 9
오가 연꽃 63
오염 50
오케스트라 32
외배엽 106

육진 60
음양 99
이중맹검법 115
익스트랙트 제제 18
일본한방 17

〈ㅈ〉

장내 세균 42
재진 112
전방 192
전제법 67
전출기 19
절충파 18
중배엽 106
중의학 17
증 13, 98
GOP 118
GTP 118
『집주본초경』 46

〈ㅊ〉

초약 12
『최신의 한방약리』 217
침 93

〈ㅋ〉

카오스 이론 114, 221

크로마토그래피 25

〈ㅌ〉

투약방법 36

〈ㅍ〉

팔신 60
『포자전서』 58
표리 103
플라서보 115

〈ㅎ〉

한 가지를 뺀 시험법 150

한방방제 13
한방생약 13
한방의 진단 88
『한방약편람』 219
『한방의약대사전』 48
한열 102
항생물질 41
허실 101
혈당치 117
호메오패시 129
『화한약고』 48
후세방파 18
흡수 132

한방의 과학
—한방약이 우리 몸에 좋은 이유—

지은이 호소야 에이키치
옮긴이 김은하

초판 1994년 7월 20일
2쇄 2002년 4월 15일

펴낸이 손영일
펴낸곳 전파과학사
　　　　서울・서대문구 연희 2동 92-18
등록 1956. 7. 23. 제10-89호
전화 333 - 8877・8855
팩시밀리 334 - 8092
Website www.S-wave.co.kr
E-mail S-wave@S-wave.co.kr

* 잘못된 책은 바꿔 드립니다.
ISBN 89-7044-162-x   03510